Die chinesische Intensiv- Akupunkturtherapie

Eine Übersetzung der Vorgangsweise beim „raschen, kurzen" Akupunkturtherapieverfahren mit Kommentaren aus der Sicht des westlich orientierten Mediziners zu den Therapievorschlägen, die in „An Outline of Chinese Acupuncture" von der Chinesischen Akademie für traditionelle Medizin, Peking, 1974 veröffentlicht wurden.

Von Med.-Rat Dr. med. Hans Zeitler

(Mitglied des Ludwig-Boltzmann-Instituts für Akupunktur, Wien)

Broschüre 1.4.0. (Grundlagen) aus dem Handbuch der Akupunktur und Aurikulotherapie

D1664287

(Herausgegeben von Dr. med. Johannes Bischko)

Karl F. Haug Verlag · Heidelberg

CIP-Kurztitelaufnahme der Deutschen Bibliothek

Handbuch der Akupunktur und Aurikulotherapie / (hrsg. von Johannes Bischko). – Heidelberg : Haug.
ISBN 3-7760-0364-2
NE: Bischko, Johannes [Hrsg.]
1. (Grundlagen).
Broschüre 1.4.0. – Zeitler, Hans: Die chinesische Intensiv-Akupunkturtherapie

Zeitler, Hans:
Die chinesische Intensiv-Akupunkturtherapie : e. Übers. d. Vorgangsweise beim „raschen, kurzen" Akupunkturtherapieverfahren mit Kommentaren aus d. Sicht d. westl. orientierten Mediziners zu d. Therapievorschlägen, d. in „An outline of Chinese acupuncture" von d. Chines. Akad. für Traditionelle Medizin, Peking, 1974 veröffentlicht wurde / von Hans Zeitler. – Heidelberg : Haug, 1980.
(Handbuch der Akupunktur und Aurikulotherapie ; 1, Broschüre 1.4.0)
ISBN 3-7760-0563-7

Verlags-Nr. 8061
ISBN 3-7760-0563-7

(ISBN für Gesamtwerk BISCHKO, Handbuch der Akupunktur und Aurikulotherapie 3-7760-0364-2)

Herstellung: Pilger-Druckerei GmbH, 6720 Speyer

Inhalt

3

Gekürztes Originalvorwort

Das Vorwort zu „An Outline of Chinese Acupuncture", verfaßt von der chinesischen Akademie für traditionelle Medizin, Peking 1975, weist zu Beginn auf das Ziel dieses Standardwerkes hin, nämlich eine Sammlung von Quellenmaterial zu sein, für das Studium des *medizinischen Personals* in China und in anderen Ländern. Außerdem soll es dazu dienen, das Wissen um die Akupunktur und Moxibustion zu verbreiten.

Nach dem Studium des Buches soll der Leser ein Grundverständnis — Grundwissen — über die Entwicklung der Akupunktur und Moxibustion erworben haben und dazu theoretische sowie praktische Basiskenntnisse in der Ausübung der Behandlung.

Bei der Materialauswahl wurde größter Wert darauf gelegt, kurz und bündig, praxisbezogen und leicht verständlich zu sein.

Der Stoff wurde in 4 Kapitel unterteilt:

1. Technik der Akupunktur und Moxibustion.
2. Theorie der Meridiane im Hinblick auf die klinische Praxis.
3. Die Punkte der 14 Meridiane und außergewöhnliche Punkte, insgesamt 397, werden mit Lokalisation, Indikationen und Stichtiefe, dazu die evtl. Stichtechnik, z. T. auch an Hand von Zeichnungen, beschrieben.
4. Das 4. Kapitel umfaßt die klinische Therapie. Es enthält eine geraffte Einführung in das Prinzip der Behandlung, besonders was die Regeln der Punkteauswahl betrifft.

Mit Nachdruck wird auf die Akupunkturtherapie verschiedener häufig anzutreffender Erkrankungen auf dem Gebiet der inneren Medizin, Chirurgie, Gynäkologie, Augen-, Hals-, Nasen- und Ohrenheilkunde, Neurologie, Pädiatrie und Urologie hingewiesen.

Es ist dabei jeweils ein kurzer Abschnitt der Ätiologie, den klinischen Manifestationen der Krankheiten und der Punkte, die zur Behandlung wichtig sind, gewidmet.

Der letzte Abschnitt des Buches betrifft einige neue Methoden, die in die Akupunktur einbezogen wurden.

Manche von ihnen wurden nach der Gründung des „Neuen China" besonders während der großen proletarischen Kulturrevolution durch die breite Masse der *„Medizin-Arbeiter"* entwickelt, indem die traditionelle Medizin mit der modernen kombiniert wurde, und klinische Anwendung fand.

Die Resultate dieser Behandlungsmethoden lassen durch die zunehmende Anzahl weitere Verbesserungen in der Praxis erwarten.

Im Hinblick auf das immer noch begrenzte Wissen um das Wesen und Wirken der Akupunktur und Moxibustion und den Mangel an Erfahrungen in entsprechenden Sammelwerken, waren Mißverständnisse und Irrtümer nur schwer zu vermeiden. Es ist daher unser ernstlicher Wunsch, daß die Leser ihre Meinungen und ihre Kritik kundtun, um uns zu helfen, bei unserer Arbeit weitere Fortschritte zu machen.

Die chinesische Akademie
für traditionelle Medizin
Peking, 1974

Kommentar zum Vorwort

Wie aus dem, von mir um einige für das 4. Kapitel (klinische Therapie) unwichtige Passagen gekürzten Originalvorwort hervorgeht, stellt das Werk eine Sammlung von Quellenmaterial für das Studium des mit der Medizin befaßten „Personals" (im Original — medical personnel in China) dar, eine Personengruppe, die zum größten Teil nicht den im Westen geforderten Ausbildungsbedingungen zur Ausübung des Arztberufes entspricht.

Soweit ich von Freunden und Mitarbeitern, die Kenner der Problematik des chinesischen Gesundheitsdienstes sind, informiert wurde, hat die überwiegende Anzahl dieses auch als „medical workers" bezeichneten Personenkreises unseren Medizinern jedoch eine Qualifikation voraus, nämlich, daß ihre Auswahl nicht nur nach Kriterien der Intelligenz und des naturwissenschaftlichen Wissens erfolgt, sondern auch ihre *moralische* Eignung im allgemeinen und besonders im Umgang zu ihren Mitmenschen als Patienten, einen wesentlichen Faktor darstellt.

Eine Tatsache, die bei uns leider bisher vernachlässigt wird und zur berechtigten Kritik an uns als „Götter in Weiß" Anlaß gibt.

Andererseits war eine gewisse Primitivität bei der Abfassung des Buches notwendig, die sich in der Beschreibung der Krankheitsbilder, aber auch in speziellen Dingen, wie in den Punkteangaben äußert, um den angesprochenen Leserkreis gerecht zu werden.

Nur der in der Literatur der fernöstlichen traditionellen Medizin versierte Leser ist über die Hintergründe, warum gerade dieser oder jener Punkt vorgeschrieben wird, ausreichend informiert.

Weiters zeigt sich bei der Auswahl der Krankheitsbilder, daß sehr starke Differenzen in der Indikationsstellung der Akupunkturbehandlung bestehen, die sich aus dem an Zahlen verschiedenen Krankengut einerseits, das wesentlich mehr akute Zustandsbilder umfaßt und andererseits aus der gefestigten Stellung und dem überlieferten Vertrauen zur Akupunktur als Therapie in China ergibt.

Daraus wieder resultiert eine uns weitgehend fremde Vorgangsweise in bezug auf die durch die Stichtechnik und Nadelmanipulation vorgelegten Reizstärken, die noch durch die kurzen Behandlungsabstände in die Nähe jener Verfahren gerückt werden, die wir im Westen eher zur Erzielung hypalgetischer Wirkungen anstreben.

„An Outline of Chinese Acupuncture" ist 1974 in einer englischen Übersetzung herausgegeben worden und erfreut sich auch im deutschen Sprachraum einer großen Verbreitung.

Dies ist nicht zuletzt KROPEJs Übersetzung der allgemeinen grundlegenden Kapitel, die 1977 unter dem Titel „Propädeutik der chinesischen Akupunktur" im Karl F. Haug Verlag, Heidelberg, erschienen ist, zu verdanken.

9

Da die Kapitel, die sich mit der Therapie befassen, ähnliches Interesse finden dürften, wurde im vorliegenden Buch der Versuch unternommen, den Originaltext zu übersetzen und im Anschluß daran jeweils einen ausführlichen Kommentar abzugeben.

Um auch den in der Akupunktur weniger versierten Lesern behilflich zu sein, wurden absichtlich zahlreiche Wiederholungen, die jeweiligen Indikationen und Lokalisationen von Punkten betreffend, vorgenommen.

Damit soll, über die Vermittlung der heutigen Standardakupunkturtherapie in China hinaus, eine Art Lehr- und Lernbuch für alle jene angeboten werden, die ihre Akupunkturkenntnisse an westlichen Ausbildungsstätten erworben haben.

Als langjähriges Mitglied des Ludwig-Boltzmann-Institutes für Akupunktur und Aurikulotherapie in Wien, glaube ich mit der Unterstützung meines Lehrers J. BISCHKO, des Leiters des Institutes sowie durch die Mithilfe aller anderen Institutsmitglieder einen hinreichenden Überblick über diese Problematik gewonnen zu haben.

Ob davon eine Berechtigung abgeleitet werden kann, die Angaben eines Standardwerkes der Pekinger Akademie für traditionelle Medizin kritisch zu kommentieren, soll dem Urteil der Leser überlassen werden.

Meinem Freund und Kollegen Med.-Rat Dr. R. BUCEK danke ich besonders für die kritische Durchsicht des Manuskriptes, womit er einen Teil der Mitschuld an evtl. noch verbliebenen Fehlern auf sich genommen hat. Herrn Dr. E. FISCHER, dem Verleger, gilt ebenfalls Dank dafür, Literatur über Spezialgebiete mit unkalkulierbaren Auflagenzahlen herauszubringen.

Wien, Dezember 1979   Med.-Rat. Dr. med. Hans ZEITLER

Erklärung der Vorgangsweise und bestimmter Begriffe

In den folgenden, die Therapie betreffenden Kapitel finden wir Angaben, die für die im Westen ausgebildeten Kollegen z. T. einer Erklärung bedürfen.

1. Die Richtung des Stiches — Direktion der Nadel

a) Senkrecht, meist an Lokalisationen gebräuchlich, an denen sich starke Muskulatur befindet. Auch dort, wo ein tiefer Stich erforderlich ist und gefahrlos senkrecht ausgeführt werden kann.
b) Schräg, die Nadel wird unter einem Winkel von ca. 45 Grad zur Hautoberfläche eingestochen.
c) Horizontal, die Nadel wird in einem Winkel von ca. 15 Grad eingeführt. Mit dieser Technik ist es möglich, subkutan die Nadel zu benachbarten Punkten vorzuschieben.
Die Stichtiefen sind in offiziellen Cun = 25 mm angegeben. Die Punktelokalisationen aber in „persönlichen" Cun!

2. Stimulierung — Reizstärke

Diese erfolgt zumeist durch Nadelmanipulation mit der Hand, durch Heben und Senken der Nadel, durch Drehen der Nadel oder durch eine Kombination beider Vorgangsweisen.
Die Nadeln können auch durch schnellende Bewegungen eines Fingers zum Nadelgriff in Vibrationen versetzt werden.
a) Milde Stimulierung
Dabei wird die Nadel nach dem Einstich zart gehoben und gesenkt, man soll jedoch das De Qi = Nadelgefühl auslösen.
b) Mittlere Stimulierung
Ähnlich der milden, aber mit etwas mehr Nachdruck ausgeführt.
c) Starke Stimulierung
Sie soll ein deutliches Nadelgefühl mit entsprechend gerichteter Ausstrahlung auslösen. Hierzu ist ein kräftiges Heben und Senken, Drehen und manchmal auch Quirlen der Nadel im weiten Bogen erforderlich.

3. Elektrostimulation der Nadeln

Nadeln immer homolateral anbringen — z. B. an lokalen und zugehörigen Fernpunkten, Alarm- und Zustimmungspunkten.
Frequenz und Reizstärke nach der Empfindung des Patienten richten, um Zwischenfälle zu vermeiden.

4. Moxibustion

Abgelagerte Artemisia-vulgaris-Blätter = Moxakraut, durch dessen glühende Verbrennung eine Reizverstärkung direkt an hierfür prädestinierten Punkten erzielt wird oder indirekt über die Nadel in die Tiefe gelenkt wird.

5. Schröpfköpfe

Sie bewirken eine reaktive lokale Hyperämie.
Die Schröpfköpfe sollen lokal 5—10 Minuten belassen werden.

6. Pflaumenblütennadel = Hämmerchen

Sie besteht aus 5—7 auf einem Hämmerchen befestigten Nadeln, mit denen durch leichtes Klopfen aus dem Handgelenk heraus, Regionen z. B. paravertebral oder Teile von Meridianverläufen einer relativ intensiven Hautreizung unterzogen werden.

Der westlich orientierte Mediziner muß sich beim Studium der bei den jeweiligen Krankheitsbildern vorangestellten Übersetzung aus dem Original darüber im klaren sein, daß es sich bei den Therapieangaben um das seit 1949 und besonders seit 1958 in China forcierte „rasche, kurze Akupunkturverfahren" handelt.

Daraus erklären sich die für uns ungewöhnlichen Stichtiefen, die Nadelmanipulationen zur Reizverstärkung, die kurzen Behandlungsabstände und die unbedingte Forderung der Auslösung des De Qi = Nadelgefühls als Hauptkriterium für einen Therapieerfolg.

In den jeweiligen Kommentaren kommen die Zweifel, ob ein Nachvollzug der angegebenen Methodik im Westen günstig und zielführend wäre, immer wieder zum Ausdruck.

Der Leser, der geneigt ist, die Therapievorschläge anzuwenden, wird gut beraten sein, alle extremen Angaben zu überprüfen und für seine jeweiligen Patienten zu modifizieren.

Teil I

Innere Medizin

1. Erkältung, Schnupfen und Influenza (Grippaler Infekt)

Die Verkühlung ist in den meisten Fällen als Infektionskrankheit aufzufassen. Als auslösende Ursachen kann man die wechselnde Empfindlichkeit — Anfälligkeit gegen Viren als Erreger annehmen. Die Verkühlung als Krankheitsbild ist zu unterteilen:
a) in Erkältung mit Schnupfen,
b) Influenza = grippale Infekte.
Die Verkühlung ist eine akute Infektion der oberen Luftwege, ausgelöst durch den Schnupfen-Virus. Das klinische Erscheinungsbild ist durch Niesen, verstopfte Nase mit wäßriger Sekretion, trockene irritierte Rachenschleimhaut mit nachfolgenden Schlundschmerzen, Heiserkeit, trockenen Husten, allgemeines Krankheitsgefühl usw. gekennzeichnet.
Die Influenza wird durch den Grippe-Virus verursacht. Sie ist eine akute und hochinfektiöse Erkrankung. Die klinischen Zeichen sind: plötzliches Frösteln mit Fieber bis 39° oder darüber, dazu kommen starke Kopfschmerzen, Schmerzen in den Extremitäten in der Gegend der LWS und allgemeines Krankheitsgefühl. Wenn keine bakteriell bedingte Sekundärinfektion vorhanden ist, findet man normale oder nur leicht erhöhte Leukozytenzahlen mit relativer Lymphozytose.

Therapie:

Wähle Punkte in Übereinstimmung mit der Symptomatik, die mild oder stark stimuliert werden sollen.

Basispunkte:

Dazhui = LG 14 (13), Fengchi = G 20, Hegu = Di 4.

Punkte, je nach Symptomatik:
Bei Kopfschmerzen: Taiyang = Extra 2,
bei verstopfter Nase: Yingxiang = Di 20,
bei starkem Schwitzen: Fuliu = N 7,
bei hohem Fieber: Qu chi = Di 11,
bei Husten: Lieque = Lu 7, Fengmen = B 12,
bei Halsschmerzen: Shaoshang = Lu 11 — Blutung hervorrufen. Behandlung 1mal täglich, Nadeln 15—20 Minuten am Platz lassen.

Kommentar:

Die grundsätzlich zu verwendenden Punkte leiten sich von einer traditionellen Punktekombination ab, die gegen fieberhafte Infekte empfohlen wurde, nämlich Di 4, Di 11, LG 14 (13). G 20 wird in der obigen Angabe als Reunionspunkt mit dem Meridian 3 E und dem außergewöhnlichen Ge-

fäß Yang Oe gegen Grippe, Rhinitis, Kopf- und Nackenschmerzen sowie gegen Abgeschlagenheit bei Infekten verwendet. Di 11 der traditionellen Angaben bekommt seinen Stellenwert im obigen Vorschlag bei hochfieberhaften Infekten.

Extra 2: = Taiyang = P.a.M. *9 = Point curieux 17 = G 1 —04, in einer Vertiefung, 1 Cun posterior von der Mitte zwischen dem lateralen Ende der Augenbrauen (3 E 23) und dem äußeren knöchernen Orbitalwinkel (G 1) gelegen, ist besonders bei Kopfschmerzen, Migräne, aber auch bei Affektionen des äußeren Auges sowie bei Trigeminusneuralgien, Fazialisparesen und Zahnschmerzen wirksam.*

Di 20: *„Empfang der Gerüche" ein Reunionspunkt mit dem Magen-Meridian, gilt als Hauptpunkt für alle Nasenaffektionen, z. B. gegen behinderte Nasenatmung, Rhinitis, Sinusitis paranasalis usw.*

N 7: *ist der Kingpunkt und Tonisierungspunkt seines Meridians und gilt als solcher auch anregend auf die Nebennierenfunktion, also auf Schwächezustände des Kreislaufsystems und allgemeiner Art. Er wird zur Bekämpfung von Schweißausbrüchen, besonders gegen unbeeinflußbaren Nachtschweiß empfohlen.*

Lu 7: *Durchgangspunkt = Passagepunkt stellt die Verbindung zum Quellpunkt seines gekoppelten Yangpartnermeridians = Di 4 (siehe Basis-Punkte) her. Er ist außerdem ein Kardinalpunkt, über den das außergewöhnliche Gefäß Jenn Mo = KG eingeschaltet werden kann und ein Hauptpunkt für alles Geschehen im Thoraxraum sowie gegen alle Stauungen. Nach der Tradition hat er auch maßgeblichen Einfluß auf Affektionen im Kopf und Halsbereich.*

Seine Hauptindikationen: Husten, besonders Hustenreiz, Asthma bronchiale, Halsschmerzen, Schmerzen im Schädelbereich, auch Neuralgien.
B 12: *ein Reunionspunkt mit dem Tou Mo = LG, 1¹/₂ Cun seitlich des Unterrandes des 2. Brustwirbeldornfortsatzes gelegen, wirkt ähnlich wie der unter ihm liegende Punkt B 13 (den wir bevorzugen), der Zustimmungspunkt des Lungenmeridians, gegen alle Affektionen des Respirationstraktes, Nasenaffektionen, Niesreiz, Bronchitis, Asthma bronchiale, Reizhusten, Dyspnoe usw. Er wird häufig vorbeugend bei Erkältungskrankheiten mitverwendet.*

Lu 11: *galt in der Tradition als symptomatischer Sedierungspunkt zur Sedierung des Yang der Vollorgane bei Füllezuständen. Er wird hier außer seinen möglichen Wirkungen (Analgesie für Halsbereich, z. B. bei Tonsillektomien, Schmerzen in diesem Bereich) oder als Punkt gegen krisenhafte Zustände, wie gegen Bewußtlosigkeit, frische zerebrale Insulte, epileptiforme Anfälle usw.* **sedierend** *eingesetzt, d. h. man punktiert ihn so, daß eine Blutung hervorgerufen wird. Damit kann man Pharyngitis, Laryngitis, Husten usw. gut beeinflussen. Lu 11 wird in der neuen chinesischen Literatur 1 Fen proximal und lateral vom* **äußeren** Nagelwinkel des Daumens lokalisiert!

2. Bronchitis

Bronchitis wird hervorgerufen durch Bakterien oder Viren, durch Irritation der Luftwege durch gasförmige toxische Stoffe, Tabakrauch, Smog oder als Komplikation eines Infektes.

Akute und chronische Bronchitis werden in Übereinstimmung mit dem Schweregrad und der Dauer der Erkrankung als solche bezeichnet.

Der Anfall einer akuten Bronchitis erfolgt häufig nach einem Infekt der oberen Luftwege, als Hauptsymptom tritt ein sich verstärkender trockener Husten auf, dem ein anfänglich dünnes und geringes, später reichliches bis massives und eitriges Sputum folgt.

Die Auskultation der Lunge ergibt trockenes Giemen und Pfeifen oder auch feuchte Rasselgeräusche von wechselnder Intensität. Chronische Bronchitis wird zumeist durch wiederholte Infekte des Respirationstraktes hervorgerufen. Durch Witterungswechsel können jeweils akute Exazerbationen hervorgerufen werden, besonders im Winter und Frühling.

Die Hauptsymptome sind länger anhaltender Husten mit weißlich schaumigem oder kompakt eitrigem Auswurf, der verstärkt in der Nacht und am Morgen auftritt. Wenn eine bakterielle Sekundäraffektion erfolgt, ist das Sputum eitrig. Die Folge wiederholter chronischer Bronchitiden von langer Dauer kann ein Emphysem sein, gekennzeichnet durch Atembeschwerden, Empfindlichkeit bei Druck auf das Sternum und auskultatorisch diffuses Giemen und Pfeifen über allen Lungenabschnitten.

Bronchitis acuta

Therapie:

Wähle Punkte des Lungenmeridians als Hauptpunkte, füge dann Punkte der Kombination Yuan-Luo hinzu. Gib mittlere bis starke Stimulierung.

Basispunkte:

Lu 5 = Chize, Di 4 = Hegu, Lu 7 = Lieque, LG 14 (13) = Dazhui, bei febrilem Zustand, Dü 17 = Tianrong: bei Halsschmerzen, Heiserkeit. M 40 = Fenglong: bei reichlichem Sputum.

Bronchitis chronica

Therapie:

Wähle Punkte, die der Kombination Back-Shu-Mu angehören und setze entsprechende Kardinalpunkte ein. Milde Stimulierung bei reduziertem Allgemeinzustand, starke bei kräftigen Patienten.

Basispunkte:

B 13 = Feishu, Lu 1 = Zhongfu, Lu 7 = Lieque, N 6 = Zhaohai

Punkte, je nach Symptomatik:

Hämoptysen: KG 17 = Shanzhong, KS 5 = Jianshi.
Thoraxschmerzen: Lu 6 = Kongzui, B 17 = Geshu.
Exzessives Sputum, abdominelles Spannungsgefühl: B 20 = Pishu,
KG 12 = Zhongwan.

Prophylaktische Therapie vor saisonbedingtem Auftreten:

LG 14 (13), KG 6, M 36.
Wähle 2 Punkte für jede Behandlung und verwende Moxa.
Behandle jeden Tag durch 10 Tage als eine Kur. Definitive Resultate
werden im allgemeinen nach 3—5 Kuren erreicht.

Kommentar zu Bronchitis acuta:

Unter der Kombination JUAN-LUO versteht man die Verwendung ei-
nes Luo = Durchgangspunktes und des Quellpunktes seines gekoppelten
Meridians. In der obigen Therapieangabe Lu 7 = Luo = Durchgangs-
punkt mit Verbindung zu Di 4 = Yuan = Quellpunkt.
Man sagt diesen Yuan-hsüeh-Reizpunkten nach, daß man über sie be-
sonders tiefgreifend auf die angeborene Konstitution einwirken könne, also
eine Konstitutionstherapie betreiben kann.
An diesen Punkten soll sich die angeborene Energie sowie die Aufbau-
und Abwehrenergie in besonderer Stärke ansammeln.
Im vorliegenden Therapieratschlag ist jedoch mehr an die Möglichkeiten
des Energieausgleiches durch die Yüan = Quellpunkte in Verbindung über
die transversalen LUO-Gefäße zu den ihnen zugeordneten LUO = An-
knüpfungspunkten = Passage- = Durchgangspunkten gedacht, wie das
Beispiel Di 4 = Quellpunkt, Lu 7 = LUO-Punkt seines Meridians,
zeigt.
Überdies wird Lu 7 bei dieser Kombination in seiner Funktion als Kardi-
nalpunkt = Schlüsselpunkt eingesetzt.
Als solcher schaltet er das Energiepotential des außergewöhnlichen Ge-
fäßes Jenn-Mo = KG aktivierend ein, das als Ausgleichsreservoir der ge-
samten struktiven Energie mit seinem Yin-Anteil — der Bauenergie — und
seinem Yang-Anteil — der Abwehrenergie — gilt.
Lu 7: Hauptpunkt gegen alles pathologische Geschehen im Thoraxraum
besonders was den Respirationstrakt betrifft, wirkt, als Kardinalpunkt ein-
gesetzt, vor allem gegen chronische Katarrhe, Asthma bronchiale, Rhinitis,
Sinusitiden usw.

18

Zur Lokalisation: Während wir den Punkt über der A. radialis 1 Querfinger proximal dem Proc. styloides radii, knapp oberhalb der 3. Pulstaststelle lokalisieren, wird er in der neueren Literatur, so auch im vorliegenden Werk, etwas mehr radial angegeben.

Dafür wird ein schräger Stich mit nach aufwärts gerichteter Nadel bis zu einer Tiefe von 0,7 Cun gefordert.

Der Grund hierfür dürfte darin liegen, daß die Punktur des häufig verwendeten Punktes auch von Therapeuten vorgenommen werden kann, die keine gründliche anatomische Ausbildung besitzen.

Lu 5: Sedativ- und HO-Punkt des Meridians, wird ebenfalls bei Bronchitiden, besonders dann, wenn nächtliche Beschwerden im Vordergrund stehen, häufig verwendet.

Di 4: hier an Lu 7 „angekoppelt" mit seiner Wirksamkeit gegen Pharyngo-Tracheitis und asthmoide „Füllezustände" und seiner Allgemeinwirkung als „Stoffwechselpunkt"

LG 14: (13) = ta-chui = „Großer Wirbel" oder pai lao = „100 Mühen" ist ein äußerst wichtiger Reunionspunkt, von dem aus das gesamte Yang beeinflußt werden kann. Wir finden unter seinen Hauptindikationen: Fieber, dann meist mit Di 4, Di 11, Wetterfühligkeit mit 3 E 15, Bronchitis mit Völlegefühl in der Brust, Asthma bronchiale.

Dü 17: ist ein bei uns relativ selten gebrauchter Punkt. Er ist ein Reunionspunkt mit dem G-Meridian. Sein Name „Himmelsfigur" weist darauf hin, daß er in der Tradition zu den sogenannten sekundären „Himmelsfenstern" gezählt wurde. Darunter verstand man Punkte, die besonders bei „Energiefülle mit Drang nach oben" Erleichterung schaffen sollten. Seine Indikationen: Laryngitis, Pharyngitis, Schmerzen und Völlegefühl im Thorax mit erschwerter Atmung.

M 40: Luo = Durchgangspunkt mit Verbindung zu MP 3 wird gegen Heiserkeit sowie gegen schweres Asthma, das den Schlaf behindert und besonders zur Förderung der Expektoration vorteilhaft eingesetzt.

Kommentar zu Bronchitis chronica:

Basispunkte:

Zu deren Therapie sollen im Sinne der Technik „vorne—hinten" als Basispunkte die Zustimmungs- = Back-Shu-Punkte und die Alarm- = Mu-Punkte verwendet werden. Zusätzlich Kardinalpunkte, die auch wir im Sinne DE LA FUYEs bei chronischen, gegen die bisherige Therapie „rebellierenden" Krankheitsbildern verwenden.

Im vorliegenden Fall also das Paar Lu 7 zur Aktivierung des KG und N 6 zu Aktivierung des außergewöhnlichen Gefäßes Yin Tsiao Mo = Yin Keo. Zu den überlieferten Indikationen dieses Punktepaares gehören: Alle chronischen Katarrhe, Asthma bronchiale, Rhinitis, Sinusitiden, chronische Halsleiden, Thoraxschmerzen.

Sexuelle Schwächezustände, chronischer Fluor, chronische Leiden des Harntraktes, Schläfrigkeit nach dem Essen, Verdauungsstörungen, chroni-

sche Kolitiden, schlechte Nahrungsresorption, generalisierte Ödemneigung usw.

Wir würden raten die Reihenfolge der Nadelung wie folgt vorzuneh-men:

Lu 7, Lu 1, B 13, (eventuell Punkte je nach der Symptomatik) und mit N 6 abschließen, da wir glauben, daß auch die Reihenfolge bei der Verwen-dung von Kardinalpunkten eine Rolle spielt.

Punkte, je nach Symptomatik:
Hämoptysen:
KG 17: *der obere = respiratorische Alarmpunkt des 3 E ist einer der führenden Punkte gegen Krampfhusten mit schleimig eitrigem Sputum, Asthma bronchiale. Er wurde auch bei bronchopneunomischen Herden verwendet. In China wird der Punkt bei diesen Indikationen 5 Fen — 1 Cun schräg nach aufwärts oder abwärts genadelt.*

KS 5: *ist ein Gruppen-Lo-Punkt, 1 Cun proximal von KS 6 gelegen, hier gegen schweres Krankheitsgefühl im Thorax nach Erkältungen mit Ener-giemangel eingesetzt.*

Thoraxschmerzen:
Lu 6: *gilt als Tsri = Xi-Punkt, über den eine Energieblockade im Meri-dianverlauf überwunden werden kann. Der Punkt liegt auf einer gedachten Verbindungslinie zwischen Lu 5 und Lu 9, 5 Cun distal der Ellenbogenge-lenksfalte. Er wird gegen Laryngitis, Husten und Asthma bronchiale ver-wendet.*

B 17: *Zustimmungspunkt des Zwerchfelles, dessen Punktur nach den Untersuchungen BERGMANNs sofort zu einer wesentlichen Besserung der Zwerchfellbeweglichkeit führt, könnte auch bei der Indikation Hämop-tysen gegeben werden, da ihm auch Wirkung auf Gerinnungsfaktoren zu-gesprochen wird.*
Exzessives Sputum, abdominelles Spannungsgefühl:
B 20: *Zustimmungspunkt des MP-Meridians wird gegen Krampfkusten mit Seitenschmerzen, die das Atmen erschweren, aber auch gegen abdomi-nelle Beschwerden eingesetzt.*

M 40: *Durchgangspunkt mit seiner Verbindung zu MP 3 vor allem ge-gen Husten mit reichlichem Auswurf, aber auch gegen asthmoide Zustän-de, die den Schlaf behindern.*

3. Asthma bronchiale

Darunter verstehen wir eine chronische, allergische Erkrankung, gekennzeichnet durch Bronchialspasmen.
Die klinischen Zeichen manifestieren sich in einem anfallsartigen Beginn mit Beklemmungsgefühl im Thorax und Dyspnoe. In schweren Fällen kann es zu Lippenzyanose und profusen Schweißausbrüchen kommen.
Die Auskultation ergibt musikalisches Giemen und Pfeifen sowie trockene Rasselgeräusche über allen Lungenabschnitten. Wenn das Asthma durch einen Infekt kompliziert wird, treten auch feuchte Rasselgeräusche auf.

Therapie:

Wähle lokale Punkte, dabei müssen die Pei-Shu und die Mu-Punkte in Betracht gezogen werden.
Für xu-Konstitution darf nur milde Stimulierung erfolgen, während bei shi-Konstitution starke Stimulierung erforderlich ist.

Grundkonzept:

Dingchuan = Extra 17, Diantu = Ren 22 (KG 22)
Feishu = B 13, Shanzhong = Ren 17 (KG 17).

Punkte, je nach Symptomatik:

Bei Husten mit exzessivem Auswurf: Lieque = Lu 7, Fenglong = M 40.
Bei Dyspnoe und Palpitationen: Neiguan = KS 6, Quihai = Ren 6 = KG 6. Bei abdominellen Beschwerden und Lumbago: Shenshu = B 23, Tianshu = M 25.

Merke:

Wähle nur 2—3 Punkte pro Behandlung. Belasse die Nadeln 20—30 Minuten, wobei diese alle 5—10 Minuten manipuliert werden müssen.
Zur *Prophylaxe* vor einem saisonbedingten Auftreten: Moxibustion an Feishu = B 13, Pishu = B 20, Zusanli = M 36.
Behandlung täglich. 10 Behandlungen ergeben einen Therapiezyklus.
Nach 3—5 Zyklen hintereinander wird sich insofern ein Erfolg einstellen, als die Anfälle seltener und mit milderer Symptomatik auftreten werden.

Kommentar:

Bei der Beschreibung des Krankheitsbildes fällt auf, daß die fast immer vorhandene psychogene Überlagerung nicht erwähnt wird.

Außerdem gehört der Status asthmaticus zu jenen möglichen Zwischenfällen, die einer dringlichen Therapie in Form von Bronchospasmolyticis, i. v. Corticosteroidgaben, ja sogar Dauertropfinfusionen bedürfen, wobei die Abgrenzung gegen ein Asthma cardiale oder eine Mischform zwischen beiden, besonders wichtig erscheint.

Zur vorgeschlagenen Therapie:

Wie schon bei der Bronchitis werden locoregional die entsprechenden Zustimmungspunkte und Alarmpunkte vorgeschlagen. Dabei wird bei reduziertem EZ und AZ nur milde Stimulierung, bei kräftigen Patienten starke Stimulierung gefordert.

Basispunkte:

Extra 17: *Dingchuan = „Asthmapunkt" $^1/_2$ Cun lateral von LG 14 (13) gelegen.*

KG 22: *= Ren 22, ein Reunionspunkt mit dem außergewöhnlichen Gefäß Yin-Oe, in der Mitte der Incisura jugularis, in Höhe des Ansatzes der Klavikula gelegen, wird in China zuerst 2 Fen senkrecht punktiert, dann wird die Nadel $1^1/_2$—2 Cun hinter dem Sternum nach unten geschoben! Indikationen: Asthma bronchiale, Tracheitis mit Kitzelhusten, Struma, Globus hystericus.*

B 13: *Zustimmungspunkt der Lungen, $1^1/_2$ Cun seitlich des Unterrandes des 3. B.W.D. zur Beeinflussung aller Affektionen des Respirationstraktes, aber auch gegen innere Unruhe und depressive Verstimmung.*

KG 17: *oberer = respiratorischer Alarmpunkt des 3-E-Meridians (siehe Kapitel Bronchitis).*

Punkte, je nach Symptomatik:

Husten mit exzessivem Auswurf:

Lu 7: *Durchgangspunkt zu Di 4, Kardinalpunkt zur Einschaltung des außergewöhnlichen Gefäßes Jenn Mo = KG, Meisterpunkt gegen Stauungen und alles Geschehen im Thoraxraum, damit ist alles gesagt!*

M 40: *Durchgangspunkt zu MP 3, am Vorderrand der Fibula, knapp oberhalb der Mitte der Strecke zwischen Malleolus externus und Tuberositas anterior, am Rande des M. peronäus gelegen, hier mit seiner typischen Indikation — exzessives Sputum.*

Dyspnoe und Palpitationen:

KS 6: *Kardinalpunkt zur Einschaltung des außergewöhnlichen Gefäßes Yin Oe, Durchgangspunkt mit Verbindung zu 3 E 4, hier einerseits mit seiner regulierenden Wirkung auf Herz und Kreislauf, aber auch gegen Asthma mit seitlichen Brustschmerzen und Hustenreiz.*

KG 6: *Das „Meer der Energie" gegen allgemeine Erschöpfung, hypotone Zustände, Adynamie, Meteorismus mit Herzschmerzen.*

Abdominelle Beschwerden und Lumbago:

B 23: *Zustimmungspunkt der Nieren — Nebennieren wirkt nicht nur regional, sondern hat auch eine kortikotrope Wirkung, weswegen er gerade beim allergischen Asthma bronchiale angezeigt erscheint.*

M 25: *Alarmpunkt des Dickdarms, 2 Cun (natürlich transversale Thorax — Cun. Die Entfernung zwischen den Mamillarlinien beträgt 8 solche Cun) lateral des Nabels gelegen, ist einer der am häufigsten verwendeten Punkte bei allen das Abdomen betreffenden Beschwerden.*

Zur Prophylaxe *vor einem saisonbedingten Auftreten:*

Hier ist auffallend, daß die Moxibustion nur prophylaktisch empfohlen wird. Dies steht im Gegensatz zu vielfältiger anderer Literatur, in der die Moxibustion beim Asthma bronchiale der Punktur überhaupt eindeutig als wirksamer vorgezogen wird.

B 13: *siehe bei Basispunkte.*

B 20: *Zustimmungspunkt des MP-Systems, $1^1/_2$ Cun seitlich des 11. B.W.D. gelegen, mit allgemein tonisierender Wirkung.*

M 36: *In ähnlicher Funktion zur Hebung der Abwehrlage und zum psychischen Ausgleich.*

E. RAUCH, ein Mitarbeiter unseres Institutes hat gute Erfolge mit Aku-Injektionen von Paspat (eine polyvalente Antigenmischung mit Phenylmethylaminopropanol) an die Punkte KG 17 und B 13, in Kombination mit der Punktur üblicher antiasthmatischer Punkte.

G. LIERTZER, ebenfalls ein Mitarbeiter unseres Institutes, konnte die Wirkung der Reizsetzung mittels Lasergeräten beim Asthma der Kinder unter Beweis stellen.

R. BUCEK plädiert als HNO-Spezialist, ebenso wie H. KROPEJ, für die Einbeziehung des Nasen-Rachenraumes in die Therapie, da häufig eine allergische Rhinitis besteht, bzw. bei Kindern chronische Tonsillitiden, adenoide Vegetationen usw. mitbehandelt oder saniert gehören.

Bei Erwachsenen wiederum sind Sinusitiden häufig, wobei schon HAJEK vor über 35 Jahren auf depressive Zustände im Gefolge einer Sinusitis maxillaris hingewiesen hat.

Allgemein bekannt sind die Wechselbeziehungen des Asthma bronchiale mit der Colitis mucosa spastica als psychosomatische Leiden, worauf besonders BISCHKO im Zusammenhang mit dem Lungen- und Dickdarm-Meridian hingewiesen hat, d. h. daß auch alimentäre Komponenten eine gewisse Rolle spielen können.

In der Anamnese: Milchschorf, Neurodermitis disseminata, Heuschnupfen, häufige pulmonale Infekte usw.

Das Asthma bronchiale ist also als vielschichtiges Problem zu betrachten, das auch mit Akupunktur keineswegs schematisch behandelt werden sollte.

4. Hitzschlag

Hitzschlag wird durch übermäßige Exposition des Körpers in der Hitze oder Sonnenbestrahlung ausgelöst.

Die klinischen Symptome äußern sich in allgemeiner Müdigkeit, Kopfschmerzen, Verwirrtheit, Benommenheit, exzessiven Schweißausbrüchen und Durstgefühl. Bei schweren Fällen kommt noch Übelkeit und Erbrechen hinzu.

Durch das exzessive Schwitzen kann es zu Muskelkrämpfen und Schmerzen in der Muskulatur, insbesondere der Extremitäten und der Bauchmuskeln kommen, ebenso zu hypotonen Kreislaufsituationen.

Auch können subfebrile Temperaturen mit Stupor und deliranten Zuständen auftreten und in deren Gefolge eventuell sogar Schock und Koma.

Therapie:

Wähle Punkte je nach der Symptomatik. Milde oder starke Stimulierung ist erforderlich.

Basispunkte: (allgemein)

Für leichte Fälle:
Dazhui = Du 14 = LG 14 (13), Qu chi = Di 11, Neiguan = KS 6
Für schwere Fälle:
Renzhong = LG 26, Yongquan = N 1, Shixuan = Extra 30. Shixuan = Mitte der Fingerspitzen *aller* Finger, 0,1 Cun vom Nagelrand entfernt. „Erste-Hilfe"-Punkte — sticheln bis es blutet. — Weizhong = B 40 (54)

Punkte, je nach Symptomatik:

Muskelspasmen:
der oberen Extremitäten: Qu chi = Di 11, Hegu = Di 4,
der unteren Extremitäten: Chengshan = B 57, Yanglingquan = G 34, Taichong = Le 3

Merke:

Nadeln 30 Minuten liegen lassen sowie alle 5—10 Minuten manipulieren. Mit der Dreikantnadel Blutung an den Punkten B 40 (54) und Shixuan = Extra 30 hervorrufen.

Bei Hitzschlag müssen diese Maßnahmen möglichst rasch ergriffen werden, da das Krankheitsbild sehr schnell eine Tendenz zur Verschlechterung zeigt. Der Patient muß sofort an einen kühlen, gut durchlüfteten Ort gebracht werden. Wenn Anzeichen eines Versagens im respiratorischen oder Kreislaufgeschehen auftreten, müssen andere Hilfsmaßnahmen zusätzlich zur Akupunktur eingesetzt werden.

Kommentar:

Die Akupunkturtherapie dieses Krankheitsbildes dürfte im Westen nur selten notwendig sein. In den Betrieben mit Hitzearbeit z. B. in der keramischen Glasindustrie sowie in der Eisen- und Stahlindustrie, bei der Ofenarbeit oder z. T. im Bergbau, sind die arbeits- und sozialmedizinischen Voraussetzungen zur Verhütung derartiger Zwischenfälle weitgehend gegeben. Ebenso stehen bei Veranstaltungen, Märschen und in Bädern usw. zumeist Erste-Hilfe-Stationen bereit oder der rasche Transport zur nächsten medizinischen Hilfseinrichtung ist gewährleistet, so daß es zum Auftreten des beschriebenen schweren Zustandsbildes nur selten kommen dürfte. Die angegebene Therapie wird daher auf Einzelfälle und Notfälle beschränkt bleiben.

Das Punkteprogramm für leichte-Fälle-Basispunkte umfaßt die uns nun schon bei fieberhaften Erkrankungen vorgeschlagenen Punkte LG 14 (13) und Di 11, die durch den KS 6 — hier als Kardinalpunkt, der das außergewöhnliche Gefäß Yin Oe einsetzt, das gegen „tiefe Affektionen" = Yin, im vorliegenden Fall gegen Hirnkongestionen, hypotone Kreislaufregulationsstörungen mit Tachykardieneigung und Begleitstenokardien wirksam ist. Für schwere Fälle werden die — wie wir in der Folge sehen werden — beiden häufig bei „krisenhaften Zuständen" empfohlenen Punkte LG 26 und N 1 eingesetzt, die durch B 40 (54) ergänzt werden.

LG 26: Ist in der Mitte des Philtrums, an der Grenze zwischen mittleren und oberen Drittel gelegen, (Reunionspunkt mit dem Dickdarm- und Magenmeridian) praktisch identisch mit dem schon in der Tradition beschriebenen Point curieux Nr. 36 Rann Tchong, der dieselben Indikationen Schock, Kollaps, Hitzschlag, Ohnmacht, zerebrale Insulte, epileptiforme Anfälle als sogenannter Reanimationspunkt hatte.

Auffallend in diesem Ensemble ist B 40 (54) wei-chung, den wir als Ho-Punkt seines Meridians und Stoffwechselpunkt kennen und der in der alten *Literatur auch bei Indikationen wie Ohnmacht, zerebrale Insulte und deren Folgen, Epistaxis und Oligurie empfohlen wurde. Die Indikation „Hitzschlag" stammt erst aus neuerer Zeit, während das Hervorrufen einer Blutung im Sinne einer Sedierung an diesem Punkt überliefertes Wissensgut darstellt.*

N 1: = Yungch'üan, der Ting-Punkt ist zugleich Sedativpunkt. Er wird im Westen trotz seiner unbestrittenen Wirkung — wegen der Schmerzhaftigkeit des Stiches, die sich aus seiner Lokalisation (zwischen den Zehenballen in der Mitte der Grenzlinie des ersten zum zweiten Drittel der Fußsohle, wenn man diese in 3 Teile teilt, Zehen nicht einbezogen) relativ selten verwendet.

Seine entsprechenden Indikationen sind: Sonnenstich, Hitzschlag, Ohnmacht, Bewußtlosigkeit, zerebrale Insulte, Konvulsionen der Kinder, epileptiforme Anfälle, Hysterie.
Die Stichtiefe von $^1/_2$—1 Cun, senkrecht, mag bei somnolenten Patienten angezeigt sein.

Extra 30: = *Shixuan — darunter versteht man jene Punkte, die in der Mitte der Fingerbeerenspitzen aller Finger gelegen sind — präzise 1 Fen vom Nagel entfernt.*

Wir sind der Auffassung, daß man genausogut die uns bekannten Anfangs- und Endpunkte aller Arm-Meridiane, also die Ting-Punkte verwenden könnte, die ähnliche Wirkungen wie die obigen als Extrapunkte bezeichneten „Satellitenpunkte" aufweisen. Man denke nur an KS 9, H 9, Dü 1. Allerdings muß zugegeben werden, daß die „Extra's" leichter von jedermann lokalisiert werden können.

Ihre Indikationen: Schock, Bewußtlosigkeit, Sonnenstich, apoplektische Insulte, hohes Fieber, Hysterie.

Es soll eine Blutung durch Stichelung hervorgerufen werden.

Zu den Punkten, die je nach den vorliegenden Symptomen empfohlen werden:

Wenn Muskelspasmen auftreten, handelt es sich bereits um ein schweres Krankheitsbild, daher wird Di 4 *der Quellpunkt, Yüan-Punkt und Stoffwechselpunkt, einerseits wegen seiner Verbindung zum Lungenmeridian =* zu Lu 7, *vorwiegend aber wegen seiner verstärkenden Wirkung auf den Tonisierungspunkt Di 11, der zugleich der Ho-Punkt seines Meridians ist, zusätzlich für die oberen Extremitäten zu geben sein, notabene beide Punkte bei zerebralen Insulten indiziert sind und ihnen eine fiebersenkende Wirkung zugeschrieben wird.*

Der Punkt B 57 = ch'eng-san (in der chinesischen Literatur viel häufiger als der bei uns favorisierte B 58 empfohlen) liegt im Winkel zwischen den beiden Muskelbäuchen des M. gastrognemius. Er wird bei Muskelkrämpfen aller Art in den unteren Extremitäten sowie bei Lähmungen eingesetzt.

Besonders wirksam soll er in Kombination mit G 34, dem Ho-Punkt und „Meisterpunkt" für die Muskulatur sein; so wird es ja auch an dieser Stelle empfohlen.

Da es bei dem vorliegenden Krankheitsbild auf rasche und wirksame Hilfeleistung ankommt, ist die Forderung nach entsprechender Stichtiefe und Manipulation mit den Nadeln auch aus der Sicht einer westlich orientierten Akupunkturschule gerechtfertigt. Es ist jedoch selbstverständlich, daß, sobald die Möglichkeit hierzu besteht, allen entsprechenden medizinisch notwendigen Maßnahmen die Priorität eingeräumt wird.

5. Schmerzen in der Magengegend

Akute und chronische Gastritis, Gastroptose, Magen- und Zwölffingerdarmgeschwüre, aber auch Mageneurose können die Ursachen für Schmerzen in der Magengegend sein.

Die akute Gastritis entsteht gewöhnlich durch Nahrungsmittel, welche die Magenschleimhaut reizen oder durch verdorbene Nahrung. Die Symptome setzen akut ein, beginnend mit Übelkeit, Erbrechen, Schmerzen im Abdomen und Durchfälle treten auf, dazu Kopfschmerzen, Frösteln und Fieber.

Die chronische Gastritis sowie das Ulcus ventriculi oder duodeni tritt bevorzugt bei jüngeren und mittleren Altersstufen auf. Hier sind die Symptome gekennzeichnet durch Schmerzen im Oberbauch, Appetitlosigkeit, Aufstoßen von saurer Flüssigkeit, Sodbrennen, Rülpsen, Spannungsgefühl im Abdomen usw. Beim Magengeschwür dauert es zumeist nur 30 Minuten bis zu 1 Stunde nach der Nahrungsaufnahme bis der Schmerz beginnt, dieser dauert dann 1—2 Stunden an. Beim Ulcus duodeni jedoch, beginnt der Schmerz erst 2—4 Stunden nach einem Essen, auch kann die Zufuhr von Nahrung den Schmerz erleichtern.

Beim Magengeschwür findet man häufig eine Empfindlichkeit auf Druck im mittleren oder linken Oberbauch, dies spricht eher für das Vorhandensein eines Magengeschwürs.

Ist die Druckempfindlichkeit jedoch mehr auf der rechten Seite lokalisiert, spricht dies eher für ein Zwölffingerdarmgeschwür.

Andere Anzeichen sind eine Druckempfindlichkeit an beiden Seiten der Region zwischen den Dornfortsätzen der 8. bis 12. Brustwirbel. Die Röntgenaufnahme ist das beste Hilfsmittel zur Diagnostik.

Relativ häufig sind schwarze Stühle als Ausdruck einer Ulkusblutung.

Die Gastroptose ist eine Form der Enteroptosen. Die meisten daran leidenden Patienten sind schwächliche Astheniker. Die klinischen Merkmale sind ein Dehnungsgefühl im Oberbauch, dazu manchmal Übelkeit, Rülpsen, Brechreiz und die Unmöglichkeit größere Mengen von Nahrung auf einmal zu sich zu nehmen, obwohl Hungergefühl vorhanden ist. Bei der Palpation fällt auf, daß der untere Magenanteil in Höhe der Nabelregion liegt und ein Plätschern zu bemerken ist. Der Schweregrad kann durch eine komplettierende Röntgenuntersuchung festgestellt werden.

Die Magenneurose hat ihre Ursache in psychischen Faktoren. Die Attacken können leicht oder schwer, dauernd oder intermittierend auftreten. Die Symptome sind: Völlegefühl in der Brust, Aufstoßen, Bauchschmerzen, Darmgeräusche, Durchfälle, Brechreiz oder Erbrechen nach der Nahrungsaufnahme, gepaart mit neurasthenischen Beschwerden. Gewöhnlich können keine pathologischen Befunde erhoben werden.

Therapie:

Wähle Punkte in Übereinstimmung mit der Technik „Vorne — hinten = Back-Shu-Mu-Punkte" dazu Kardinalpunkte. Üblicherweise nur milde Stimulierung, nur während einer Schmerzattacke stärkere Stimulierung.

Basispunkte:

Weishu = B 21, Zhongwan = Ren = KG 12, Neiguan = KS 6, Gongsun = MP 4, dazu Ah-Shi-Punkte am Rücken für akute Fälle.

Punkte, je nach Symptomatik:

Magenneurose: Ganshu = B 18, Taichong = Le 3.
Dyspepsie: Zusanli = M 36, Neiting = M 44.
Gastroptose: Weishang = Extra 14, Quihai = Ren = KG 6. Moxibustion!
Behandle täglich, Nadeln 15—20 Minuten liegen lassen.

Kommentar:

Schmerzen im Oberbauch können auch andere Ursachen haben! Anfangsstadien einer Appendizitis, Cholezystitis, Pankreatitis, evtl. auch Herz- oder Lungenerkrankungen. Es ist daher erforderlich, die Diagnostik soweit auszudehnen, daß solche Erkrankungen ausgeschlossen werden können!

Beim obigen Krankheitsbild besteht für den Akupunkteur die Pflicht einer besonders umfangreichen und diffizilen Diagnostik!

Man lasse sich nicht durch das im allgemeinen gute Ansprechen auf diese Therapie dazu verleiten, dies zu verabsäumen! Gerade abdominelle Erkrankungen haben die fatale Eigenschaft häufig dringliche Interventionen zu erfordern.

GUTMANN, einer der besten Kenner des Magenkarzinoms stellt fest, daß die davon befallenen Patienten häufig seit Jahren wegen unklarer Oberbauchbeschwerden in ärztlicher Behandlung waren und formuliert: Unklare Oberbauchbeschwerden, postprandiale Beschwerden und Nüchternschmerzen, die länger als 14 Tage andauern, sollen bei über 40jährigen solange als Karzinom gedeutet werden, bis das Gegenteil bewiesen ist!

Wir glauben daher die Forderung nach einer Gastroskopie bei röntgenologisch nachgewiesenem Ulcus ventriculi oder bei einer chronischen Gastritis mit Nachdruck erheben zu müssen, besonders wenn es sich um ältere Patienten handelt. Entsprechende Laboruntersuchungen setzen wir als selbstverständlich voraus.

Besonders jenen Kollegen, die sich bereits länger mit der Materie befassen, mag bei der Besprechung der Diagnostik aufgefallen sein, daß die

Pulsdiagnostik weder in ihrer alten, noch in der derzeit gebräuchlichen und gelehrten Form oder die Zungendiagnostik auch nur mit einem Wort Erwähnung finden. Dasselbe gilt für die Auswahl und Kombination der jeweiligen Punkte-Vorschläge, bei denen nur der Erfahrene Reste der Überlieferung, sei es auf der Basis der 5 Wandlungsphasen, sei es was ihre Stellung und ihren Einsatz als Kardinalpunkte betrifft, herauslesen kann.

Es ist unbestreitbar und die zahllosen Erfolge beweisen dies, daß eine rein symptomatische-schematische Vorgangsweise ebenfalls zum Ziel führen kann. Der Kommentator (kein absoluter Anhänger der derzeit geübten Pulsdiagnostik!) glaubt jedoch, daß gerade die Akupunktur ein individuelles Vorgehen erfordert, um optimale Erfolge erzielen zu können und daß mit Schematismus zwar ein Großteil der Fälle, aber bei weitem nicht alle beeinflußt werden können.

Sehr maßgeblich für die mit der beschriebenen Methode in China erzielten Erfolge dürfte die Stichtechnik und Nadelmanipulation im Sinne eines „raschen, kurzen Verfahrens" und die knappen Behandlungsabstände sein.

Interessanterweise konnten Kollegen, die durchaus mit der beschriebenen Methode vertraut sind, sie sogar perfekt beherrschen, am europäischen Krankengut bei weitem nicht dieselbe Erfolgsquote erzielen, die sie bei ihrer Tätigkeit in fernöstlichen Ländern nachweisen konnten. Die objektiven und aufgeschlossenen unter ihnen geben freimütig zu, daß die im Westen bisher zumeist geübte Methode des oberflächlichen Stiches, die sie anfangs belächelten, eben im Westen durchaus erfolgreich ist und ihre Meriten hat.

Beim Therapievorschlag der Basispunkte für alle Formen der Beschwerden fällt besonders die Zweiteilung auf.
1. Technik „vorne — hinten" = KG 12 — B 21
2. KS 6 — MP 4, das erste Paar der Kardinalpunkte aus der traditionellen Sicht.
ad 1.:
KG 12 = chung kuan gilt als mittlerer „digestiver" Alarmpunkt des 3-E-Meridians, er ist zugleich ein Reunionspunkt mit dem Magen-Dünndarm und dem 3-E-Meridian.
Seine Lokalisation prädestiniert ihn geradezu zum führenden Punkt gegen Gastroduodenitiden, Ulkuskrankheit, Dyspepsie, Meteorismus, Aerophagie, Intoxikationsfolgen, Erbrechen, Diarrhö, aber auch Obstipation, „Magenneurosen" usw.
Als dazugehörige Couplage B 21 = wei-shu, der Zustimmungspunkt des Magens, den wir wegen der Sicherheit seiner Wirkung auch als „Meisterpunkt" des Magens bezeichnen.
Seine Lokalisation: $1^1/_2$ Cun seitlich des Unterrandes 12. BWD erklärt seine Indikationen, die mit denen des KG 12 übereinstimmen, bzw. dessen Wirkung verstärken.

ad 2.:

KS 6 = *Neiguan, der Durchgangs- = LO-Punkt zum Quellpunkt des gekoppelten Yang-Meridians = 3 E 4 ist zugleich der Kardinal- = Schlüsselpunkt zur Aktivierung des außergewöhnlichen Gefäßes Yin-wei-mo = Yin Oe, das, da es mit allen Yin-Meridianen und dem Jenn-Mo = Ren = KG in Verbindung steht, auch als „Haltenetz" aller Yin-Meridiane bezeichnet wird (PORKERT). Das Yin-wei-mo dominiert die Yin = Bauenergie.*

Indikationen:
Alle Verdauungsschwierigkeiten bedingt durch Affektionen der Gallenwege, des Magens oder des MP-Systems.
Roemheldsyndrom — Herzschmerzen.
Spastische Obstipation, aber auch Durchfälle.
Kreislaufregulationsstörungen.
Angst, Aufregung, Vergeßlichkeit, Albträume, allgemeine Atonie, intermittierendes Fieber, pêtit mal.

MP 4: *kung-sun, ebenfalls ein Durchgangs- = LO-Punkt zum Quellpunkt des Yang-Partners = M 42 ist zugleich der Kardinal- = Schlüsselpunkt des außergewöhnlichen Gefäßes ch'ung mo = Tchong Mo, das oben Anastomosen zu allen Yang-, unten zu allen Yin-Meridianen unterhält. Es gilt als Ausgleichsreservoir für die Energie aller Meridiane und für das gesamte hsüeh = individualspezifische Energie.*
Der Name „breite Troßstraße" sagt vielleicht mehr als weitere Worte. Wir kennen MP 4 als „Meisterpunkt" gegen alle Durchfälle.

Indikationen:
Allgemeine Verdauungsstörungen, Meteorismus, Appetitlosigkeit, Brechreiz, Erbrechen, Obstipation abwechselnd mit Durchfällen.
Hepatopathien, Abdominalschmerzen.
Herzbeschwerden, nervöse, bradykarde oder tachykarde, Phobien
Schwächen der Venenwände und Schmerzen aus diesem Titel.
Dysmenorrhö, Amenorrhö, Menstruationsirregularität usw.
Setzt man die beiden Punkte als Paar ein, so erkennt man deutlich die von BISCHKO herausgestellte Polarität der Beziehungen des ch'ung-mo zu den unteren Anteilen des KG mit seiner engen Verbindung zum N und M-Meridian und jene des yin-wei-mo zu den oberen Anteilen des Konzeptionsgefäßes.
Die gemeinsamen Indikationen des Paares sind:
1. Alle Erkrankungen des Verdauungsapparates, besonders wenn sie mit Gasbildung einhergehen: Aerophagie-Aufstoßen, Schluckauf, Meteorismus, Tympanismus, Brechreiz-Erbrechen, Obstipation genauso wie Durchfälle.
2. Alle Schmerzen in der Herzgegend (präzise unter dem Herz) spastischanginös sowie Palpitationen.
3. Phobien, Angstzustände, Mieselsüchtigkeit, Vergeßlichkeit.
4. Alle Bindegewebsschwächen.
5. Febrile Zustände.

N.B.: MP 4 ist nach traditioneller Ansicht besonders dann indiziert, wenn sich der M- und MP-Puls im Yang befindet.
Der Punkt wurde zumeist mit einer Silbernadel punktiert.
KS 6 mit einer Goldnadel, wenn Magen- und MP-Puls im Yin sind.

Unter Ah-Shi-Punkten = „ah ja" sagt der Patient, wenn man darauf drückt, versteht man persönliche, deutlich druck- oder schmerzsensible Punkte, die immer, auch wenn sie auf keinen Meridian liegen, in die Behandlung miteinbezogen werden sollen (BISCHKO).

Punkte, je nach Symptomatik:
Magenneurose: B 18 = *kan shu = Zustimmungspunkt der Leber, hier in seiner Indikation gegen Neurasthenie, Unbeherrschtheit, Yin — Wut = verhaltene Wut, die der Patient hinuntergeschluckt hat, sowie gegen Zorn. Organisch gegen Magenerkrankungen und alle Leberleiden und deren Begleitzustände — Energiemangel, abnorme Ermüdbarkeit.*
Dazu Le 3 = *t'ai ch'ung, der Quellpunkt mit seiner Verbindung zum Durchgangspunkt seines gekoppelten Yang-Partners, zu G 37, mit seiner spasmolytischen Wirkung auch im psychosomatischen Sinn auf Choleriker, Patienten mit abnormer Reizbarkeit die keinen Widerspruch vertragen, aber auch gegen alle Hepatopathien, spastische Magen- Darmerkrankungen, abnormes Durstgefühl, Brechreiz, Erbrechen, Sphinkterspasmen, Tenesmen usw.*
Dyspepsie: M 36 = zusanli, der Ho-Punkt seines Meridians, mit seiner vermittelnden, ausgleichenden Wirkung (Erde — Feuchtigkeit nach dem 5-Elemente-Gesetz), der einer der meist verwendbaren und meist verwendeten Punkte der Akupunkturtherapie ist. Hier wird er gegen Störungen der Magenverdauung mit Appetitlosigkeit, Brechreiz, saurem oder bitterem Mundgeschmack usw. eingesetzt.
Dazu M 44 = neit'ing (der Jong-Punkt seines Meridians, der, da Yang — Wasser und Kälte symbolisiert!) 5 Fen oberhalb der Interdigitalfalte zwischen den Grundgelenken der 2. und 3. Zehe gelegen.
Er gilt als einer der Analgesiepunkte für den Bauchraum, aber auch für Zahnextraktionen, woraus sich seine sedierende Wirkung auf Magenschmerzen mit Dyspepsien leicht ableiten läßt.
Gastroptose: Weishang = Extra 14, *nach unserer systematischen Ordnung der Neupunkt MP 15-1 genannt, wodurch seine Lokalisation auf dem MP-Meridian in der Nähe von MP 15 auch für den Anfänger leicht zu eruieren ist und außerdem seine Indikationen — Bauchschmerzen, Dyspepsie, Fermententgleisung, Enteroptose verständlich werden.*
(Man könnte also mit demselben Erfolg die klassischen Punkte MP 15 oder MP 16 verwenden).
Dazu Moxibustion auf KG 6 = *Quihai.*
KG 6, *bekannt als „Meer der Energie" repräsentiert ein Zentrum der Energie des Menschen.*
Seine Moxibustion wurde besonders bei allgemeiner Erschöpfung und Asthenie, bzw. zur Wiedererlangung oder Steigerung der Potentia coeundi

und/oder generandi empfohlen, wobei zusammen mit einer Ginsengmedikation bis zu 100 Moxabehandlungen durchgeführt werden sollen; evtl. mit Moxazigarre bis zu 15 Minuten.

Der Kommentator glaubt nicht an eine direkte Beeinflussung des Leidens durch Akupunktur, räumt jedoch ein, daß eine Besserung der Beschwerden über das Allgemeinbefinden und eine dadurch auftretende Gewichtszunahme zu erzielen ist.

Gerade bei dieser Indikation erscheint die geforderte tägliche Behandlung unserer Ansicht nach kaum indiziert zu sein, wir würden eher für Behandlungsabstände von 4—7 Tagen plädieren.

6. Zwerchfellspasmen

Das führende Symptom dieser Erkrankung ist der Schluckauf.

Therapie:

Wähle Punkte der entsprechenden Meridianverläufe und nach der Symptomatik und verwende milde bis starke Stimulierung.

Punktekombination:

Geshu = B 17, Tiantu = Ren 22 = KG 22, Neiguan = KS 6.

Bemerkung:

Fordere den Patienten zur Mitarbeit auf, er soll kontinuierlich tief atmen, während die Behandlung vorgenommen wird.

Kommentar:

Das Symptom Singultus kann als rascher Glottisschluß nach Inspirium, ausgelöst durch krampfartige Zwerchfellkontraktionen, beschrieben werden. Die harmloseste Ursache ist zu hastiges Essen mit zu rascher Magenfüllung und Aerophagie, bei einzelnen Patienten tritt der Singultus auch ohne erkennbare Ursache auf.

Wesentlich unangenehmer ist sein Auftreten nach Operationen oder Erkrankungen, die sich in der Nähe des N. phrenicus bzw. des Diaphragmas abspielen. Bei Peritonitiden oder peritonealen Reizzuständen wird ebenfalls oftmals quälender Singultus beobachtet.

Für derartige Fälle hat sich dem Autor Isomethepten parenteral am besten bewährt, das i. v. appliziert, den Singultus für mindestens 6 Stunden auszuschalten in der Lage ist.

Zur oben angeführten Punktekombination:

B 17: = Geshu = koshu, kennen wir als Zustimmungspunkt für das Zwerchfell, dessen prompte Wirkung auf die Motilität von BERGSMANN überprüft und beschrieben wurde. $1^1/_2$ Cun lateral des Unterrandes des 7. B.W.D. gelegen, wirkt der Punkt auf Singultus, nervös bedingtes Erbrechen, Roemheld-Syndrom und vermag die Atemkapazität zu steigern.

KG 22: = Ren 22 = Tiantu = t'ien t'u ist ein Reunionspunkt mit dem außergewöhnlichen Gefäß yin wei mo und wird bei Asthma bronchiale, Kitzelhusten, Struma, Brechreiz, Erbrechen und Singultus eingesetzt. Vorsicht bei der in diesem Werk geforderten Stichtechnik! = Zuerst am Punkt der $^1/_2$ Cun oberhalb der Mitte der Incisura jugularis liegt senkrecht einstechen, dann die Nadel nach kaudal 1—2 Cun parallel zur Sternum-Hinterfläche vorschieben!

KS 6: = Neiguan (schon ausreichend beschrieben) hier mit seinen Indikationen Magenschmerzen, Erbrechen, Singultus eingesetzt.

LG 26: = Renzhong (ebenfalls bereits beim Kapitel „Hitzschlag beschrieben) wird in seiner Eigenschaft als Reunionspunkt mit dem Dickdarm- und Magen-Meridian verwendet, außerdem wirkt er gegen hysterische Zustandsbilder.

7. Hepatitis infektiosa

Diese Erkrankung wird durch Viren verursacht, wobei der Verdauungstrakt die hauptsächliche Eintrittspforte bildet.

Die führenden Symptome bestehen in Appetitlosigkeit, Beklemmungsgefühl auf der Brust, allgemeiner Müdigkeit, Übelkeit und Erbrechen können bei schwerem Verlauf hinzukommen sowie Temperaturanstieg, ähnlich wie bei einem grippalen Infekt.

Eine oder zwei Wochen nach dem Beginn kann eine Gelbfärbung der Skleren und der Haut auftreten, der Harn wird dunkelbraun, er ähnelt in der Farbe starkem Tee. Die Gelbfärbung der Haut ist begleitet von einer Vergrößerung der Leber- und manchmal auch der Milz. Diese Organe sind auch druckempfindlich. Die Leberfunktionsteste sind pathologisch, Bilirubin, Urobilinogen und Urobilin sind im Harn positiv.

Die durchschnittliche Dauer der Erkrankung beträgt 1—3 Monate. Wenn die Symptome länger als 5 Monate anhalten, ist ein Übergang in eine chronische Hepatitis erfolgt.

Manche Patienten hingegen weisen keine Gelbfärbung auf, diese Form der Krankheit wird Hepatitis sine ictero genannt.

Therapie:

Verwende Punkte des Leber-, Gallenblasen-, MP- und Magen-Meridians in Übereinstimmung mit der Technik „Vorne — hinten" = Back-Shu-Mu-Front-Punkte. Appliziere milde Stimulierung zu Beginn, erst später intensive Stimulierung.

Allgemein zu verwendende Punkte:

a) Ganshu = B 18, Quimen = Le 14, Danshu = B 19, Riyue = G 24.
b) Pishu = B 20, Zhangmen = Le 13, Weishu = B 21, Zhongwan = Ren 12 = KG 12

Punkte, je nach Symptomatik:

Gelbsucht — gelbe Haut: Zhiyang = Du = LG 9, Dannang = Extra 35 = G 34—1
Flankenschmerzen: Quiuxu = G 40, Zhigou = 3 E 6.
Abdominelles Spannungsgefühl: Tianshu = M 25, Sanyinjiao = MP 6.

Merke:

Wähle 3—4 Punkte für die jeweilige Behandlung und behandle täglich, zumindest während des akuten Stadiums. Wenn die akuten Erscheinungen abgeklungen sind, jeden 2. Tag.
Um eine Ansteckung anderer Personen zu vermeiden, sollte der Patient isoliert werden und auf besonders exakte Sterilisation des Instrumentariums geachtet werden.

Kommentar:

Ein Krankheitsbild, für dessen Verbreitung die Gegner der Akupunktur diese mitverantwortlich machen, obwohl es in „hochsterilen" klinischen Abteilungen vielfach häufiger vorkommt, als bisher nachgewiesene Einzelfälle bei Akupunkteuren, die ihre Nadeln mangelhaft oder gar nicht sterilisierten. Bei der Therapieangabe wird kein Unterschied zwischen der Virushepatitis A (Inkubationszeit 10—50 Tage) und der Hepatitis B (Inkubationszeit 40—160 Tage), der mit besonderem Übertragungsrisiko belasteten anikterischen Hepatitis, der differentialdiagnostisch in Erwägung zu ziehenden cholostatischen Hepatitis, der durch Medikamente ausgelösten Hepatitis, des Ikterus bei hämolytischen Anämien, bei Infektionskrankheiten usw. gemacht. (Alkohol!)

In unseren Breiten gehören ca. 70 % der Fälle dem Typ B an. Die Übertragung erfolgt in beiden Fällen durch Blut, Speichel, Harn und Stuhl.

Da die anikterische Phase der Inkubationszeit oder ein anikterischer Verlauf überhaupt, theoretisch bei jedem unserer Patienten vorhanden sein kann, ist aus humanitären, aber auch aus forensischen Gründen eine absolut ausreichende, exakte Sterilisation der Nadeln eine conditio sine qua non für j e d e Akupunktur, wenn nicht überhaupt E i n m a l n a d e l n benützt werden.

Keinesfalls kann als Entschuldigung gelten, daß Vollnadeln verwendet werden oder die oligodynamische Wirkung von Edelmetallnadeln eine Übertragung weitgehend verhindere.

Wenn wir im Westen überhaupt dieses Krankheitsbild unterstützend mit Akupunktur behandeln, wären Einmalnadeln zu verwenden!

Basispunkte:

Die Punktekombination a) stützt sich auf die Technik „vorne — hinten" indem sie B 18, den Zustimmungspunkt der Leber mit dem Alarmpunkt des Organes = Le 14 kombiniert und dazu in gleicher Weise den Zustimmungspunkt der Gallenblase B 19 und deren Alarmpunkt G 24 einsetzt. Die Punktekombination b) agiert ähnlich über den Zustimmungspunkt des Milz-Pankreas-Systems = B 20 und dessen Alarmpunkt, zugleich Stoffwechselpunkt Le 13 sowie über den Zustimmungspunkt und „Meisterpunkt" des Magens B 21 und dessen Alarmpunkt KG 12.

Punkte, je nach Symptomatik:

Ikterus: LG 9: *Ein bei uns relativ selten verwendeter Punkt, unter dem Dornfortsatz des 7. B.W. gelegen, wird gegen Gastralgien und Gelbsucht eingesetzt und soll hier offensichtlich die segmentale Wirkung von B 18/19/20/21 verstärken.*

Extra 35: *auch als P.a.M. 152 unter der Bezeichnung „Gallenblasenpunkt" bekannt, der in unserer Systematik der Neupunkte als G 34-1 figuriert, weil er auf dem G-Meridian, ¹/₂ Cun distal von G 34 lokalisiert ist. Seine Indikationen: akute und chronische Cholezystitis, Cholelithiasis, Askariden in den Gallenwegen.*

Flankenschmerzen: G 40: *Quellpunkt, der über die Lo-Transversale mit Le 5 in Verbindung steht und gegen allgemeine Müdigkeit und Schwäche mit Beklemmungsgefühl in der seitlichen Thoraxregion, besonders bei Hepatopathien, Cholezystopathien und Darmspasmen eingesetzt wird.*

3 E 6: *der King Punkt seines Meridians, 1 Cun proximal von 3 E 5 gelegen, in der neueren Literatur bei allen Formen der Obstipation favorisiert, in der Tradition gegen „Flankenschmerzen".*

Abdominelles Spannungsgefühl:

M 25: *Alarmpunkt des Dickdarmes, 2 Cun lateral des Nabels gelegen, der allgemein häufig bei Erkrankung des Magen-Darmtraktes zum Einsatz kommt.*

MP 6: *Gruppen-Lo-Punkt, mit seiner breit gefächerten Wirkung, hier gegen schmerzhaftes, geblähtes Abdomen, Dyspepsie usw. angegeben.*

8. Akute Enteritis — Dysenterie

Die akute Enteritis wird zumeist durch mit Bakterien verunreinigte oder verdorbene Nahrung oder durch Giftstoffe hervorgerufen. Ihre Symptome sind plötzlich auftretende Bauchschmerzen mit Darmgeräuschen, Durchfälle, Übelkeit, Erbrechen. Die Stühle sind wäßrig, manchmal tritt Fieber auf, Kopfschmerzen können ebenfalls vorhanden sein. Dazu kommt ein Spannungs- und Druckgefühl in der Nabelgegend.

Auch eine Dehydration und toxische Symptome können die Folge sein, wenn nicht sofortige Maßnahmen gegen die Erkrankung getroffen werden.

Die Symptome der akuten Dysenterie sind ähnlich jenen der Enteritis, wobei zusätzlich Tenesmen auftreten und alle einzelnen kleinen abgesetzten Stuhlmengen mit Blut, Eiter oder Schleim vermischt sind.

Therapie:

Verwende Punkte des Magen-Meridians als Hauptpunkte. Tiefer Stich und starke Stimulierung sind notwendig.

Basispunkte:

Tianshu = M 25, Shangjuxu = M 37.

Punkte, je nach Symptomatik:

Übelkeit und Erbrechen: Neiguan = KS 6.
Tenesmen: Changqiang = LG 1.
Akute Bauchschmerzen: Liangqui = M 34.
Hohes Fieber: Dazhui = LG 14 (13)

Bemerkung:

a) Behandle während des akuten Stadiums 2—3mal täglich, wenn eine Besserung eingetreten ist, 1mal täglich. Dabei soll auch die Stärke der Stimulierung reduziert werden.

b) Setze aber die 2—3malige Behandlung unter Umständen auch nach der Besserung der klinischen Symptomatik solange fort, bis die Stuhlkulturen negativ sind.

c) Sofortige Infusionen sind bei Dehydrationszeichen, ausgelöst durch hohes Fieber oder Durchfälle erforderlich.

Kommentar:

Während in unseren Ländern die Durchfallerkrankungen in normalen Zeiten relativ selten auftreten, zählen sie nach den Berichten von Kollegen in China dort noch immer zu den häufigsten Erkrankungen.

Die bakterielle Dysenterie (Bakterienruhr) gehört bei uns auch bei Verdachtfällen zu den anzeigepflichtigen Erkrankungen!
Differentialdiagnose: Unspezifische Enteritis, typhöse Erkrankungen, Salmonellosen, Colitis ulcerosa, Kolon-Karzinom!
Daraus ist zu ersehen, daß die Akupunktur bei uns nur bei unspezifischen Enteritiden zur Anwendung kommen kann und auch hier nur als adjuvante Therapie neben einer Antibiotika- oder Sulfonamidtherapie, ergänzt durch strenge Diät, Flüssigkeitszufuhr und evtl. spasmolytischer Medikation gegen die Tenesmen.

Wir zweifeln, wie wir glauben mit Berechtigung, daran, daß selbst mit massivem Einsatz der Akupunktur negative Stuhlkulturen ohne die obige Medikation zu erzielen sind (Dauerausscheider!)

Basispunkte:
M 250: *Alarmpunkt des Dickdarms, der allgemein gegen alle Erkrankungen des Magen-Darmtraktes — hier gegen Enteritis und Dysenterie — verwendet wird.*
Punktur: bis 2 Cun senkrecht.

M 34: *der Tsri = Xi-Punkt, bei akuten Erscheinungen mit ,,Energieblockaden" eingesetzt, liegt in einer Vertiefung, 2 Cun oberhalb des lateralen Oberrandes der Patella.*
Indikationen: Gastralgien, Durchfälle.
Punktur: 1 Cun senkrecht.

Punkte, je nach Symptomatik:
Übelkeit, Erbrechen:
KS 6:*Durchgangspunkt zu 3 E 4, Kardinalpunkt, wird grundsätzlich bei dieser Indikation eingesetzt.*
Punktur: 5 Fen — 1 Cun senkrecht.

Tenesmen:
LG 1: *durch seine Lokalisation gerade bei diesem Krankheitsbild problematisch, gegen Entzündungen und Krämpfe im Analbereich.*
Punktur: 1 Cun, schräg, etwas nach aufwärts.
Akute Bauchschmerzen:
M 34: *siehe unter Basispunkte.*
Hohes Fieber:
LG 14 (13): *bei dieser Indikation schon mehrmals beschrieben.*

9. Herzkrankheiten

Der folgende Abschnitt bezieht sich auf „rheumatische" Herzkrankheiten und solche der Kranzgefäße, wie Angina pectoris.

Die führenden Symptome bei den Herzerkrankungen rheumatischer Genese sind Palpitationen, Angstgefühl und Dyspnoe.

Da das Herz als eines der Hauptorgane betroffen ist, werden häufig auch andere innere Organe während des Krankheitsverlaufes mitbetroffen.

Die Angina pectoris wieder hat ihre Ursachen in atheromatösen Veränderungen der Koronargefäße, die zu zeitweiligem Defizit in der Blutversorgung des Myokards führen.

Die spontan auftretenden Attacken sind durch ein krampfartiges Gefühl des Abschnürens und der Beklemmung charakterisiert.

Die Akupunkturtherapie kann sowohl bei organischen als auch bei neurotisch bedingten Herzbeschwerden wertvoll sein, da sie die Begleitsymptome zu bessern und die kardio-vaskulären Funktionen zu fördern vermag.

Die hierfür verwendeten Punkte und die Durchführung der Behandlung sind für beide Arten der Herzerkrankungen gleich, daher erfolgt auch die Beschreibung in einem.

Therapie:

Wähle Back-shu-Punkte des B-Meridians als Hauptpunkte und kombiniere diese mit Punkten des Herz- und KS-Meridians.
Verwende anfänglich nur wenige Punkte und milde Stimulierung.
Steigere im Verlauf der Behandlung die Stärke der Stimulierung, angepaßt der Toleranz des jeweiligen Patienten, um dann wieder die Intensität stufenweise zu verringern, wenn die Heilung fortschreitet.

Basispunkte:

Xinshu = B 15, Jueyinshu = B 14, Neiguan = KS 6, Shenmen = H 7.

Punkte, je nach Symptomatik:

Bei Tachykardie: Ximen = KS 4
Bradykardie: Tongli = H 5, Suliao = Du = LG 25
Sanguinolentes Sputum, Haemoptysen: Kongzui = Lu 6, Geshu = B 17
Leberstauung: Ganshu = B 18, Taichong = Le 3
Aortalgie: Shanzhong = Ren = KG 17, Ximen = KS 4
Abdominelle Beschwerden oder Rückenschmerzen: Shenshu = B 23, Sanyinjiao = MP 6.

Bemerkungen:

a) im allgemeinen sollen bei einer Behandlung nicht mehr als 4—5 Punkte verwendet werden, die man aus den Basispunkten und jenen für die Symptomatik auswählt.
Wenn man Jueyinshu = B 14, Xinshu = B 25, Ganshu = B 18, Pishu = B 20 und Shenshu = B 23 punktiert, soll man folgendermaßen vorgehen:
Die Nadeln sollen ca. 2 mm seitlich der Punkte in einem Winkel von 45 Grad zur Haut, die Spitze zur Medianlinie gerichtet, eingestochen werden. Die Stimulierung soll in Übereinstimmung mit der Toleranz des Patienten gesteigert werden.
Die Behandlung soll täglich oder jeden 2. Tag erfolgen, wobei 7—10 Behandlungen einen Behandlungszyklus ergeben. Der Intervall zwischen den einzelnen Zyklen kann bei asthenischen Patienten, die die Akupunktur nicht gut vertragen, oder nach der Behandlung jeweils starke Ermüdungserscheinungen zeigen, entsprechend verlängert werden.
b) Bei schweren Fällen ist Bettruhe erforderlich. Kochsalzarme Diät bei Ödemen ist notwendig. Patienten mit Atembeschwerden sollten mit Rückenlehne gelagert werden, in Fällen schwerer respiratorischer Insuffizienz mit Zyanose muß Sauerstoffbeatmung zusätzlich gegeben werden.
Die allopatische Behandlung soll mit Akupunktur kombiniert werden, besonders für Patienten mit der oben beschriebenen komplizierten Symptomatik.
Wenn die Patienten vor der Akupunktur nur medikamentöse Behandlung erhielten, sollte die Dosis solange beibehalten werden, als es der Zustand erfordert.
c) Bei akuten rheumatischen Erscheinungen soll man Yanglingquan = G 34, Xuanzhong = G 38, Zusanli = M 36, Dubi = M 35 und Hua-Tuo-Punkte zusätzlich einsetzen.

Kommentar:

Der Kommentator, als Internist in den letzten 30 Jahren zunehmend mit Herz- und Kreislauferkrankungen konfrontiert, hat in dieser Zeit einen eklatanten Rückgang der akuten Endo- und Myokarditiden beobachten können. Dies ist sicherlich die segensreiche Seite der Antibiotika, zum Teil auch der Kortikosteroide. Dazu kommt noch, daß Infektionskrankheiten wie Diphtherie und Scharlach entweder fast ausgestorben sind, oder ihren Schrecken verloren haben. Dasselbe gilt für die Syphilis. Eine Mesaortitis luetica zählt bereits zu den Raritäten.
Andererseits haben die Koronargefäßerkrankungen mit ihren Folgezuständen eine enorme Zunahme zu verzeichnen, die nicht dem Wohlleben allein, mit Übergewicht, Diabetes und Genußgiftmißbrauch zuzuschreiben sein dürfte. Dafür spricht auch das sprunghafte Ansteigen der psychosomatischen „Herzkrankheiten".

Selbst wenn es nur gelänge, der letzteren Gruppe ihre mannigfaltigen Beschwerden zu erleichtern, — und das ist der Fall — lohnte sich der Einsatz der Akupunktur.

Basispunkte:
B 14: *Jueyinshu = Zustimmungspunkt des Tsiue Yin = (KS-Meridian) wirkt gegen Präkordialschmerzen, Beklemmungsgefühl, Gefäß- und Kreislauferkrankungen.*
B 15: *Hsinshu, der Zustimmungspunkt des Herzens, wird zur Beeinflussung aller Herzerkrankungen, auch von Arrhythmien, Herzsensationen, Roemheldsyndrom usw. eingesetzt. Im psychischen Bereich gegen Neurasthenie, Prüfungsangst, Tachykardieneigung usw.*
KS 6: *durfte bei dieser Indikation nicht fehlen und*
H 7: *Sedativ- und Quellpunkt mit seiner Wirkung gegen Herzangst, Extrasystolie, pektanginöse Beschwerden und auch gegen thyreogen bedingte Tachykardie.*

Punkte, je nach Symptomatik:
Tachykardie: KS 4: *Ximen, der Tsri = Xi-Punkt wirkt besonders auf Tachykardien, stechende Schmerzen in der Herzgegend und Neurasthenie.*
Punktur: 1 Cun senkrecht.
Bradykardie: H 5: *der Durchgangspunkt wird meist gegen Palpitationen, labile Hypertonie mit Angstgefühl und Herzschmerzen, gegen seelische Hemmungen, Kommunikationsschwierigkeiten, wie falsche Scham usw. verwendet. Sehr häufig zusammen mit H 7. Der Kommentator hätte bei dieser Indikation eher H 9 favorisiert.*
B 25: *der Zustimmungspunkt des Dickdarms scheint hier aus unserer Sicht etwas deplaziert, außer es ist an seine Wirkung beim Roemheldsyndrom und aus psychischer Sicht gegen eine Yang-Verstimmung gedacht.*

Sanguinolentes Sputum:
Eine allgemein gehaltene Indikation, hinter der sich ein akutes Linksversagen, eine chronische Lungenstauung oder eine zirkumskripte Lungenembolie verbergen kann, wenn wir eine Pneumonie ausschließen.
Lu 6: *= k'ung tsui, 7 Cun oberhalb der Handgelenksfalte auf der Verbindungslinie zwischen Lu 5 und Lu 9 gelegen, wird gegen Husten, Asthma, Hämoptysen und zur Förderung der Schweißsekretion bei fieberhaften Erkrankungen verwendet.*
B 17: *der Zustimmungspunkt des Zwerchfelles, hier auch in seiner zweiten Indikation als „Meister des Blutes" mit Einfluß auf hämorrhagische Diathesen eingesetzt.*
Leberstauung: *Die Punktewahl ist zwar durch die Hereinnahme des Zustimmungspunktes der Leber (= B 18) und durch den Quellpunkt Le 3 verständlich, wäre im Westen jedoch nur als tertiär-adjuvante Therapie zu verantworten.*

Aortalgie: KG 17: *der respiratorische Alarmpunkt des 3 E würde in Verbindung mit KG 14, dem Alarmpunkt des Herzens, mehr Wirksamkeit aufweisen.*

KS 4: *ist speziell gegen bohrende Schmerzen in der Herzgegend, Tachykardie und allgemein für Patienten, die Angst vor ihrer Umgebung haben in Verwendung.*

Abdominelle Beschwerden oder Rückenschmerzen:

B 23: *Zustimmungspunkt der Nieren, hat außer seiner Organwirksamkeit, auch auf die Funktion der Nebennieren Einfluß, natürlich auch lokoregionalen auf Schmerzen in seiner Region.*

MP 6: *ist uns bereits als einer der häufig verwendeten Punkte für alle abdominellen Beschwerden bekannt.*

Zu Bemerkungen *unter b): Jeder Akupunkteur sieht gelegentlich, daß die Akupunktur Wirkungen von allopathischen Medikamenten, besonders von Digitalispräparaten verstärken kann. Da es sich dabei sicher nicht um Unverträglichkeitserscheinungen handelt, ist diesem bisher ungeklärten Phänomen besondere Beachtung zu schenken.*

ad c) kommt im wesentlichen wohl nur als adjuvante Therapie in Betracht.

10. Hypertonie

Es gibt 2 Arten der Hypertonie, eine sogenannte primäre und eine sekundäre. Unter Ruhebedingungen zeigt bereits ein Blutdruck über 140/
90 Neigung zur Hypertonie an.
Die primäre Hypertonie findet man meist bei Patienten im Alter von
über 30 Jahren. Ihre Hauptsymptome sind Kopfschmerzen, Beklemmungsgefühl im Schädelbereich, Schwindelgefühl, Tinnitus, Schlafstörungen, Parästhesien in den Extremitäten usw.
Die sekundäre Hypertonie entsteht auf der Basis einer Nephritis,
Nephropathia gravidarum oder interkraniellen bzw. endokrinen Störungen usw.

Therapie:

Wähle Punkte des Leber- und Nieren-Meridians und den Symptomen
entsprechende Punkte.
Auch die Reizung von Zonen mittels des „Pflaumenblütenhämmerchens" kann vorteilhaft sein.
Gib gerade noch erträgliche Stimulierung.

Basispunkte:

Taixi = N 3, Shenshu = B 23, Xingjian = Le 2, Ganshu = B 18.

Punkte, je nach Symptomatik:

Schwindel und Kopfschmerzen: Fengchi = G 20.
Abdominale Spannung und exzessives Sputum: Zhongwan = Ren =
KG 12; Fenglong = M 40
Allgemeine Müdigkeit: Zusanli = M 36, Sanyinjiao = MP 6.
Behandle einmal täglich, lasse die Nadeln 15—20 Minuten liegen. Wenn
sich Besserung einstellt, behandle nur mehr jeden 2. Tag.

Bemerkung:

Die obigen Angaben haben auch für die Therapie des Meniére-Syn-
droms Geltung.

Kommentar:

*Aus unserer Sicht ist nach den Richtlinien der Welt-Gesundheits-Organi-
sation (WHO) eine Hypertonie dann gegeben, wenn bei z a h l r e i c h e n
Blutdruckmessungen in R u h e höhere Werte als 160 systolisch, 95 diasto-
lisch registriert werden.*

Die Symptomhäufigkeit in % beim Hypertoniker:

Belastungsdyspnoe:	*42 %*
Nervosität:	*35 %*
Palpitationen:	*32 %*
Schwindel — Benommenheit:	*30 %*
Präkordiale Schmerzen:	*26 %*
Kopfschmerzen:	*23 %*
Depressionen:	*7 %*
Angina pectoris vera:	*7 %*
Ruhedyspnoe:	*4 %*
Enzephalopathie:	*3 %*
Epistaxis:	*3 %*

Es gibt also keine typische Symptomatik, die unsere Hypertoniker gemeinsam haben.

Nach neueren Untersuchungsergebnissen, soll darauf geachtet werden, daß sich der Unterarm bei der Messung in Herzhöhe befindet, die Manschette eine Breite von 13 cm aufweist und oberhalb dieser keine Beengung des Oberarmes durch Kleidungsstücke vorhanden ist. Der systolische Wert sollte zur Vermeidung einer auskultatorischen Lücke auch palpatorisch bestimmt werden. Messung an beiden Armen ist wegen möglicher Seitendifferenzen zu empfehlen.

Da gerade bei der Hypertonie zahlreiche Begleitfaktoren wie Übergewicht, Diabetes mellitus, Hyperlipidämien, Hyperurikämie, familiäre Belastung, Genußgifte, Streß usw. eine wesentliche Rolle für deren Verlauf und Übergang von der leichten labilen Form zur schweren, mit ständigen RR-Werten um 220/120, Augenhintergrundveränderungen, Linkshypertrophie, zerebralen Durchblutungsstörungen und herabgesetzter Nierenfunktion, spielen, glaubt der Kommentator nicht, daß mit den angegebenen Punkten a l l e i n eine wesentliche Beeinflussung des Krankheitsbildes möglich ist.

Wir würden vorschlagen, nach Ausschaltung evtl. zusätzlicher Risikofaktoren, eine entsprechende Diät mit höchstens 3—6 g Kochsalz täglich einzuhalten, Atemübungen, die sich sehr bewähren, da über das Atemzentrum, das wir als einziges bewußt steuern können, auch andere unserem Einfluß nicht zugängliche Zentren miteinbezogen werden und über die Atemhilfsmuskulatur und das Zwerchfell wesentliche Kreislaufparameter stimuliert werden, können hilfreich sein.

Die individuelle Symptomatik kann durch Akupunktur beeinflußt werden.

Basispunkte:

N 3: *Taixi (Bitte auf unterschiedliche Lokalisation achten! Es gibt in der Literatur nicht weniger als 6 verschiedene Angaben über den Verlauf des Nieren-Meridians in der Knöchelgegend!!)* hier *ist jener Punkt gemeint, der in der Mitte zwischen der Spitze = höchsten Erhebung des inneren Knöchels und der Achillessehne, also etwa vis-a-vis von B 60 gelegen ist. Seine Indikationen: Nephropathien, Zystitis, Herzschmerzen, allgemeine Müdigkeit, Schlafsucht, ständiges Gähnen und Seufzen.*

B 23: Der Zustimmungspunkt der Nieren wird bei allen Nierenaffektionen, aber auch bei Herzbeschwerden, bei Hypertonie, bei Gefühl des „eingenommenen Kopfes", „man kann nicht klar sehen" und bei Neurasthenie empfohlen.

Le 2: Sedativpunkt des Leber-Meridians mit seiner spasmolytischen Wirkung, die sich auch auf die Psyche (Reizbarkeit, cholerisch, zornig, verträgt keinen Widerspruch) erstreckt, hier zusätzlich gegen Kopfschmerzen, Durstgefühl, Roemheld-Syndrom, Kongestionen usw.

B 18: Zustimmungspunkt des Leber-Meridians mit ähnlichen Indikationen wie Le 2, als Komplettierung.

Punkte, je nach Symptomatik:
Schwindel und Kopfschmerzen:

G 20: Reunionspunkt mit dem 3 E und dem außergewöhnlichen Gefäß Yang-Oe, einer der wichtigsten Punkte zur vegetativen Regulation, wird hier gegen die relativ häufigen morgendlichen Hinterkopfschmerzen der Hypertoniker und allgemein gegen evtl. zerebrale Vaskulopathien und deren Folgezuständen eingesetzt.

Abdominale Spannung und exzessives Sputum: *(Eigentlich keine typischen Begleitsymptome.)*

KG 12: Alarmpunkt des Magens, gegen alle abdominellen Beschwerden, besonders im Oberbauch und

M 40: Durchgangspunkt seines Meridians mit Verbindung zum Quellpunkt seines gekoppelten Yin-Partners = MP 3, hat außer der Indikation Husten mit reichlichem Auswurf, auch Einfluß auf Kopfschmerzen, Schwindel, depressive Stimmung, aber auch auf Bauchschmerzen, Singultus und Pankreasaffektionen.

Allgemeine Müdigkeit:
(Typisch nur bei schwerer Form oder Begleitkrankheiten.)

M 36: „Universalpunkt" mit seiner breitgestreuten Symptomatik gegen allgemeinen Energiemangel, „man kann sich zu nichts aufraffen", seelische Erschöpfung, Kummer, Sorgen, aber auch bei Hypertonie mit Herzschmerzen, Folgezuständen bei Arteriosklerose usw.

MP 6: Kreuzungspunkt der Yin-Meridiane des Fußes, hier wegen seiner durchblutungsregulierenden Wirkung und gegen Stenokardie, Tachykardieneigung bei Hypertonie, außerdem gegen Angstgefühl aus Energiemangel, Schwindel usw.

MP 6 „konsolidiert das Altern".

11. Schock

Als Schock bezeichnen wir ein Syndrom, das verschiedene Ursachen haben kann und durch akutes Kreislaufversagen und allgemeine Anoxämie gekennzeichnet ist.

Die klinischen Symptome sind: Blässe, kalte Extremitäten, kalte feuchte Haut, Hypotonie, kleiner schneller Puls, Stupor oder allgemeine Unruhe und in manchen Fällen sogar Koma.

Energische Erste-Hilfe-Maßnahmen sind in schweren Fällen sofort einzuleiten. Häufig tritt ein Schockzustand nach massiven Blutungen, schwerer Dehydration oder bei infektiös toxischen Krankheiten auf, er kann aber auch durch Traumen, Allergie oder aufgrund des kardialen Zustandes ausgelöst werden.

Therapie:

Wähle Punkte nach den Symptomen und gib milde Stimulierung.

Basispunkte:

a) Renzhong = Du = LG 26, Yongquan = N 1.
b) Zusanli = M 36, Neiguan = KS 6, Quihai = Ren = KG 6

Bemerkung:

Die Nadeln sollten intermittierend manipuliert werden (alle 15—20 Minuten).

Wenn der Blutdruck nicht ansteigt, punktiere man Neiguan = KS 6 und manipuliere die Nadel ununterbrochen oder appliziere Moxa an Quihai = KG 6 bis sich die Schocksymptome bessern.

Wenn respiratorische Schwierigkeiten oder Atemstillstand auftreten, ist künstliche Atmung einzuleiten und zugleich der Punkt Suliae = Du = LG 25 zu punktieren und die Nadel ununterbrochen zu manipulieren. Wenn möglich, zusätzlich Sauerstoffbeatmung.

Die Akupunktur ist eine einfache und wirksame Methode zur Bekämpfung von krisenhaften Zuständen wie zum Beispiel Schock im Sinne einer ersten Hilfeleistung.

Natürlich sollten zugleich alle anderen Maßnahmen in Übereinstimmung mit ihrer Nützlichkeit getroffen werden. Ätiologische Therapie ist ebenfalls selbstverständlich einzuleiten.

Kommentar:

Die Akupunktur kann hier, auch wenn sie im Originaltext als einfache und wirksame Methode zur Schockbekämpfung gepriesen wird, nur in Ausnahmefällen und wirklich nur als erste Hilfeleistung, wenn keine geeignete-

ren Möglichkeiten bestehen, zur Anwendung kommen. Denken wir nur an die wichtigsten Ursachen für das Krankheitsbild (nach H. J. KRECKE:):

a) Akute, primär kardiale Verminderung des Herzzeitvolumens — kardiogener Schock, z. B. bei Herzinfarkt.

b) Bei schwerer Blutung — hämorrhagischer Schock.

c) Starke Wasser-, Salz und/oder Plasmaverluste — hypovolämischer Schock bei schweren Durchfällen, Erbrechen, Verbrennungen usw.

d) Nach schweren Traumen — traumatischer Schock.

e) Aufgrund bakterieller Toxineinwirkung — toxischer Schock.

f) Antigen-Antikörper-Reaktionen — anaphylaktischer Schock.

Insgesamt also ein vielschichtiges Geschehen, dessen einheitlicher Nenner in einer schweren Beeinträchtigung des Stoffwechsels in der terminalen Strombahn mit Auswirkungen auf die Mikrozirkulation mit Azidose, Zellnekrosen usw. besteht.

Gerade beim Schock mit seiner unsicheren Grenze zwischen Reversibilität und Irreversibilität ist die Prognose weitgehend von der Raschheit und Qualität der Therapie abhängig.

Basispunkte:

a) LG 26 *(früher als „Wunderpunkt" — point curieux Nr. 36 geführt): praktisch identisch mit dem Punkt shuikou = „Wasserrinne".*

Lokalisation: In der Mitte des Philtrums, am Ende des oberen Drittels der Nasolabialrinne.

Indikationen: Schock, Kollaps, Ohnmacht, Hitzschlag, Hysterie, eleptiforme Anfälle.

Stich: 3—8 Fen, schräg nach aufwärts.

N 1: Sedativpunkt des Nierenmeridians, in der Mitte einer Grenzlinie des zehenseitigen Drittels der planta pedis (die Zehen werden bei der Drittelung n i c h t eingerechnet!)

Indikationen: Bewußtlosigkeit, Sonnenstich, Epilepsie, apoplektischer Insult, Krämpfe bei Kindern, Hysterie.

Punktur: 5 Fen — 1 Cun senkrecht.

b) M 36: *hier gegen Kollaps aus allgemeinem Energiemangel.*

KS 6: *Durchgangspunkt zum Quellpunkt 3 E 4, mit seiner regulierenden Wirkung auf das zirkulatorische Geschehen, den Kreislauf und den Blutdruck.*

KG 6: *das „Meer der Energie", als wichtiger Punkt bei Energieleere, Ohnmacht, Erschöpfung.*

Eventuell Moxibustion zur Verstärkung der Wirkung.

LG 25: *bei respiratorischen „Schwierigkeiten".*

Suliao-Lokalisation: an der Nasenspitze. (Bei anderen Autoren an der Knochen-Knorpelgrenze des Nasenrückens.)

12. Verspanntes, verrenktes Genick

Dieser Zustand kann z.B. auftreten, wenn der Kopf während des Schlafens schlecht gelagert war, durch lokale Kälteeinwirkung, durch Zerrung der Nackenmuskulatur usw.
Die klinischen Manifestationen bestehen im einseitigen Nackenschmerz mit Beeinträchtigung der Rotationsbewegung.

Therapie:

Wähle Punkte des G-Meridians und des Dü-Meridians als Hauptpunkte und kombiniere diese mit lokalen Punkten.
Gib mittlere oder starke Stimulierung.
Eine Schröpfbehandlung ist ebenfalls angezeigt.

Basispunkte:

Fengchi = G 20, Xuanzhong = G 39, Yanglao = Dü 6 und Ah-Shi-Punkte.
Behandle einmal täglich, wobei der Patient aufgefordert werden soll, während der Behandlung sein Genick zu bewegen.

Kommentar:

Wenn die Zervikodynie nur den oben angeführten Ursachen zuzuschreiben ist, mag die vorgeschlagene Punktekombination durch die Einbeziehung der Ah-Shi-Punkte = Punkte bei denen auf Druck der Patient „Ah ja" sagt, also persönliche Schmerzpunkte, erfolgreich sein.
LG 14 (13) wäre aber sicher zusätzlich vorteilhaft. Auch die Moxibustion ist in Erwägung zu ziehen.

Basispunkte:
G 20: Reunionspunkt mit dem 3 E und dem Yang-Oe, hier mit der Indikation unerträgliche Nackenschmerzen, Tortikollis.
G 39: Gruppen-, Lo-Punkt (B-, M-, G-Meridiane), ebenfalls mit den Indikationen Muskelschmerzen und Kontrakturen im Nacken, als Fernpunkt verwendet.

Dü 6: *bei uns relativ selten verwendet, ist der Tsri = Xi-Punkt seines Meridians, über den nach der Tradition der Energiefluß besonders angeregt, bzw. eine „Energieblockierung" behoben werden kann. Lokalisation: 2 Fen proximal und radial vom Proc. styloides ulnae Punktur: 1 Cun schräg, in Richtung zu KS 6.*

13. Malaria

Die Malaria gehört zu den Infektionskrankheiten und wird durch Protozoen (aus der Art der Plasmodien) verursacht, wenn diese durch den Stich einer Anopheles-Gelse in die Blutbahn gelangen.
Wir unterscheiden 3 Arten dieser Erkrankung, je nachdem durch welche Art von Plasmodien die Übertragung erfolgt: die Malaria tertiana, quartana und subtertiana, auch tropica genannt.
Die klinischen Zeichen bestehen in Schüttelfrösten, hohem Fieber mit Kopfschmerzen. Häufige derartige Attacken führen zu Anämie und Splenomegalie.

Therapie:

Verwende Punkte des Du = LG als Hauptpunkte und kombiniere diese mit Punkten, die der Symptomatik entsprechen.
Gib starke Stimulierung.

Basispunkte:

a) Dazhui = LG 14 (13), Jianshi = KS 5, Houxi = Dü 3.
b) Zhiyang = Du = LG 9, Xuehai = MP 10, Xuanzhong = G 39.

Bemerkung:

Diese 2 Punktegruppen können abwechselnd eingesetzt werden.
Behandle 1—2mal täglich, wobei die Nadeln 15—20 Minuten belassen werden sollen.
Aus der Erfahrung glaubt man, daß eine Behandlung, die zwischen 18.00 und 19.00 Uhr vorgenommen wird, besonders gegen die Malaria tropica wirksamer ist, als zu einer anderen Zeit.
Im allgemeinen soll die Behandlung ca. 2—3 Stunden vor der zu erwartenden Attacke vorgenommen werden.

Kommentar:

Diese Erkrankung, von der wir glaubten sie sei in Mitteleuropa so gut wie ausgerottet, gelangt durch den Massentourismus wieder zum Aufflammen, dazu kommt noch, daß es immer mehr Plasmodienstämme gibt, die gegen die bewährten Chemotherapeutica immun geworden sind.
Außerdem zeigt sich, daß unsere Kollegen diagnostisch begreiflicherweise nicht in erster Linie an eine Malaria denken, was fatale Folgen für manchen Patienten hatte. (Ungenügende Anamnese!!)
Wir glauben, daß die Akupunktur lediglich die Begleitsymptome bessern kann, was immerhin für jene Kollegen, die als Ärzte in Malariagebieten arbeiten wollen, von Bedeutung sein kann.

*Daher möchten wir auf die besonderen Verlaufsformen und Komplika-
tionen aufmerksam machen, die besonders bei der Malaria tropica (Plas-
modium falciparum) auftreten können.*
a) Herz und Kreislauf: Myokardaffektion mit RR-Abfall.
b) Nieren: Glomerulonephritis
*c) Zerebrum: Thrombosierung der Endarterien, Hämorrhagien, Nekro-
sen.*
*d) Magen-Darmtrakt: Vortäuschung einer typhösen Erkrankung, bzw.
von Hepatopathien und Darminfektion.*
e) bei Schwangeren: zumeist Fruchttod oder Abortus.

Basispunkte:
a) LG 14 (13): *Reunionspunkt aller Yang-Meridiane, bekannt wegen
seiner Wirkung gegen fieberhafte Zustände und gegen schwere allgemeine
Erschöpfung.*
KS 5: *der Gruppen-, Lo-Punkt gilt auch heute noch als ein Spezialpunkt
gegen Malaria (früher bei dieser Indikation mit Di 11, 3 E 6, N 7, B 63).
Punktur: bis 1¹/₂ Cun senkrecht.*
Dü 3: *der Tonisierungspunkt und Kardinalpunkt zur Aktivierung des außergewöhnlichen Gefäßes Tou Mo = LG, wird hier als solcher eingesetzt,
um die spasmolytische Wirkung zu verstärken.*
b) LG 9 (8): *unter dem Proc. spinosus des 7. B. W., also in Höhe des An-
gulus scapulae gelegen, gilt nach der Tradition als Konzentrationspunkt
des Tai Yang und wurde gegen allgemeine Energiemangel und Asthenie
empfohlen.*
Früher galt LG 11 (12) als Hilfspunkt gegen Malaria.
MP 10: *wirkt ähnlich wie MP 9 auf Appetitmangel, Bauchschmerzen mit
Durchfällen und auf Ödeme, er könnte aber auch über den empirisch er-
faßten „inneren Verlauf" des Meridians auf die Milz Einfluß nehmen.*
G 39: *der Gruppen-, Lo-Punkt und Reunionspunkt für das Knochen-
mark wird hier gegen Schmerzsensationen in Knochen und Muskulatur
eingesetzt sowie gegen Anämie.*
*Die angegebene günstige Behandlungszeit entspricht nach den überlie-
ferten Maximalzeiten jenen für die Niere und evtl. noch für die „Feuernie-
re" = KS, der seine Maximalzeit von 19.00—21.00 Uhr hat.*
*Somit wäre im Sinne der Wandlungsphasen die Sequenz II, die „Bändi-
gungsreihenfolge" — „Wasser bändigt Feuer" angesprochen.*

14. Arthritis

Es gibt zahlreiche Arten von Arthritis, jene die wir im allgemeinen in den Akupunkturkliniken zu sehen bekommen, sind zumeist rheumatische, rheumatoide Arthritiden oder Osteoarthritiden = Arthrosen.

Die echte rheumatische Arthritis befällt zumeist Kinder oder Jugendliche unter 20 Jahren, wobei wir in der Anamnese Infekte der oberen Luftwege erheben können.

Das akute Stadium ist durch Symptome wie Fieber, starkes Schwitzen und allgemeines Krankheitsgefühl gekennzeichnet.

Charakteristisch ist der wandernde Befall der großen Gelenke mit Schwellung, Rötung, erhöhter Hauttemperatur und Schmerzhaftigkeit. Dabei besteht in der akuten Phase die Tendenz, daß das Herz miteinbezogen wird.

Knötchen und Erythema annulare können um die befallenen Gelenke auftreten. Die Erkrankung rezidiviert häufig, aber zumeist ohne Folgen im Sinne pathologischer Läsionen in den befallenen Gelenken.

Die Laboruntersuchung ergibt eine stark beschleunigte BSG und ein Ansteigen des Antistreptolysin-Titers „0".

Die rheumatoide Arthritis befällt hauptsächlich junge Patienten und solche im mittleren Lebensalter — von 20—40 Jahren.

Der Beginn dieser Erkrankung ist heimtückisch, aber man sieht auch Fälle mit akutem Beginn. Im letzteren Fall sind die arthritischen Symptome jenen der rheumatischen Arthritis ähnlich.

Es besteht ebenso eine stark beschleunigte BSG und ein Ansteigen des Antistreptolysintiters „0".

Die pathologischen Veränderungen beginnen zumeist in den kleinen Gelenken, die symmetrisch befallen werden.

Im späteren Stadium kommt es zu einer muskulären Atrophie, zu Deformierungen, die das Beugen und Strecken der Gelenke behindern und die motorische Schwäche ist eine der Dauerfolgen.

In manchen Fällen beginnt das Leiden im Sakro-Iliakalgelenk und erfaßt stufenweise — nach und nach — die Lendenwirbel und die Hüftgelenke. Klinische Symptome sind Steifheit und Bewegungseinschränkung der LWS, Schmerzen bei Druck und Klopfen auf die Sakro-Iliakalgelenke. Ein Druck auf die Beckenschaufeln kann als Test verwendet werden. In den späteren Stadien ist die LWS gebogen und zum Schluß besteht eine totale Ankylose.

Die Röntgenuntersuchung ergibt einen verminderten Kalkgehalt in der Peripherie der Knochen und im Frühstadium auch manchmal Flüssigkeitsansammlungen in den Gelenken.

Im Spätstadium zumeist eine Verengung der Gelenkszwischenräume und Destruktionszeichen der gelenksnahen Knochensubstanz.

Die Osteo-Arthritis wird auch proliferative oder senile Arthritis genannt. Die Patienten sind zumeist über 40 Jahre alt. Die Schädigungen

betreffen die Zervikal- und Lumbalregion, die Hüft-, Knie- und Fingergelenke.
Die Röntgenaufnahmen zeigen proliferative Veränderungen der Knochensubstanz. Subjektive Symptome sind Schmerzen und Steifigkeit der Gelenke, besonders am Morgen, die sich nach den ersten Bewegungen bessern, sich bei Anstrengung und Müdigkeit verschlechtern und in Ruhe wieder bessern.
Eitrige und tuberkulöse Arthritisformen sind der Akupunktur nicht zugänglich, weswegen deren Behandlung nicht beschrieben wird!!

Therapie:

Verwende lokale Punkte und distale Punkte der entsprechenden Meridianverläufe und gib mittlere bis starke Stimulierung.
Moxibustion und Akupunktur können abwechselnd eingesetzt werden oder auch Schröpfbehandlung n a c h der Akupunktur.
Moxibustion ist bei Patienten mit Fieber k o n t r a i n d i z i e r t!

Basispunkte:

Obere Extremitäten:
Jianyu = Di 15, Qu chi = Di 11, Waiguan = 3 E 5, Hegu = Di 4, Baxie = Extra 28
Untere Extremitäten:
Huantiao = G 30, Dubi = M 35, Yanglingquan = G 34, Xuanzhong = G 39, Zusanli = M 36, Jiexi = M 41, Quiuxu = G 40, Bafeng = Extra 36.
Bei Schmerzen in der Wirbelsäule verwende die entsprechenden Hua-Tuo-Punkte = Extra 21, dazu Yamen = Du = LG 15, Yinmen = B 37.
Bei Schmerzen im Mandibulargelenk: Xiaguan = M 7 (2) Tinghui = G 2 und Hegu = Di 4.

Bemerkung:

Während des akuten Stadiums der Arthritis behandle jeden Tag. Bei chronischen Fällen jeden 2. Tag.
Belasse die Nadeln 15—20 Minuten.
Fordere den Patienten auf, das befallene Gelenk zu bewegen, um eine rasche Besserung zu erzielen.

Kommentar:

Bei der Akupunkturbehandlung der „Arthritis" wie sie hier auch für akute rheumatische Formen bzw. rheumatische Schübe vorgeschlagen wird, ist der Kommentator gezwungen, sein Veto einzulegen!
Nach unseren Erfahrungen sind die Kollegen gut beraten, wenn sie akute, fieberhafte Fälle von rheumatischer Arthritis ü b e r h a u p t n i c h t mit Akupunktur zu behandeln versuchen, ebenso n i c h t Fälle mit beträchtlich beschleunigter BSG und positiven Rheumafaktoren.

Bei fokaltoxisch bedingten Formen ist eine Sanierung v o r der Aku-punkturbehandlung unbedingt anzustreben, um nicht unangenehme Über-raschungen erleben zu müssen.
Ebenso ist der Einsatz von Kardinal- = Schlüsselpunkten und damit von außergewöhnlichen Gefäßen riskant und sollte nie primär erfolgen.
Auch bei der progredient chronischen Polyarthritis ist große Vorsicht am Platze, um nicht dem Patienten mehr zu schaden als zu helfen.

Basispunkte:
Obere Extremität: *Mit Di 4 als Quellpunkt, Di 11 als Tonisierungs-punkt, wird der Dickdarm-Meridian tonisiert, wobei auch die diesen Punk-ten innewohnende kräftigende Allgemeinwirkung berücksichtigt wird.*
Di 15: ist der führende Punkt bei Schmerzen im Schultergelenk, außer-dem steht er indirekt über Di 16 in Verbindung mit LG 14 (13), dem Re-unionszentrum aller Yang-Meridiane.
3 E 5: hier n i c h t als Kardinal-Schlüsselpunkt zur Einschaltung des au-ßergewöhnlichen Gefäßes Yang Oe eingesetzt, sondern als „Meisterpunkt" für alles rheumatische Geschehen, besonders die kleinen Gelenke betref-fend.
Baxie: = P.a.M. 107, darunter versteht man insgesamt 8 Punkte, 4 auf jedem Handrücken, jeweils zwischen den Metakarpalköpfchen gelegen, de-ren Punktur man eine besondere Wirkung bei der Arthritis der Fingerge-lenke zuschreibt.

Untere Extremität:
G 30: der führende Punkt für das Hüftgelenk, steht in Verbindung mit B 31 und gilt als „knochenwirksamer" Punkt.
M 35: das „äußere Knieauge" ist ein Punkt der Kombination, die BACHMANN für Gonarthritiden angegeben hat. Wir würden auch den spiegelbildlich innerhalb des Ligamentum patellae gelegenen P.a.M. = M 35-01 dazunehmen.
G 34: „Meisterpunkt" für die Muskulatur und Spezialpunkt gegen Knie-gelenksschmerzen, auch rheumatischer Genese mit seiner zusätzlichen Wir-kung bei Durchblutungs- und Sensibilitätsstörungen.
G 39: wieder als Gruppen-, Lo-Punkt gegen Gelenksschmerzen, die ein-mal dieses, dann wieder ein anderes Gelenk befallen sowie gegen Kontrak-turen und Sensibilitätsstörungen eingesetzt.
M 36: hier mit seiner Wirkung auf rheumatische und arthritische Schmerzen im Knie-, Kreuz- und Hüftbereich und gegen Schwäche der un-teren Extremitäten sowie mit seiner umfassenden Allgemeinwirkung.
M 41: der Tonisierungspunkt seines Meridians, durch seine Lage mit be-sonderer Wirkung auf den Sprunggelenkbereich und Vorfuß.
G 40: Quellpunkt mit Verbindung zu Le 5, ebenfalls lokoregional auf Arthralgien des Sprunggelenkes und des Fußes wirkend, darüber hinaus auf allgemeine Müdigkeit und Schwäche.
Bafeng: = P.a.M. 137, das Gegenstück zu den vorher erwähnten Baxie, wieder insgesamt 8 Punkte je 4 links und rechts auf dem Fußrücken zwi-

schen den benachbarten *Capituli metatarsalii gelegen. (Dazu gehören die klassischen Punkte G 43, M 44, Le 2), hier gegen Arthralgien der Zehengelenke vorgeschlagen.*

Schmerzen in der Wirbelsäule:

Entsprechende Hua-Tuo-Punkte. Diese auch unter Extraordinary Points Nr. 21 zusammengefaßten Punkte, die zu Ehren des großen Arztes HUA-TUO dessen Namen tragen, liegen auf einer Linie, die zwischen dem inneren Verlauf des Blasen-Meridians am Rücken und dem Lenkergefäß = Tou Mo verläuft. Ihre Indikationen entsprechen lokoregional jenen der entsprechenden Punkte des Blasen-Meridians.

LG 15 (14): Zwischen den Processi spinosi des 1. und 2. Halswirbels gelegen, ist ein Reunionspunkt mit dem Yang Oe, der bei Schmerzen im Bereich der HWS, auch bei Tortikollis und Okzipitalneuralgien empfohlen wird. Der Stich soll in Richtung zum Kehlkopf erfolgen und die Nadel darf nicht manipuliert werden.

B 37 (51): Yin men, in der Mitte zwischen der Glutealquerfalte = B 50 und Mitte der Kniegelenksquerfalte = B 54 (40) gelegen, ist eigentlich ein Spezialpunkt gegen Ischialgien, der auch auf Kreuz- und Rückenschmerzen (Meridianverlauf) Einfluß hat.

Schmerzen im Mandibulargelenk:

M 7 (2): Sia kuan = „Untere Barriere", liegt, wie der Name andeutet, in einem Grübchen vor dem Condylus mandibulae in der Mitte des Masseteransatzes am Jochbein. Der Punkt wird bei Arthralgien des Kiefergelenkes, Zahnschmerzen und Fazialisparese sowie bei Tinnitus empfohlen.

G 2: t'ing hui = „Reunion des Gehörs", in der Höhe der Incisura intertragica, am Hinterrand des Mandibulaastes in einem Grübchen gelegen, das besonders deutlich wird, wenn man den Mund weit öffnen läßt. Ebenfalls gegen Arthritis des Kiefergelenkes, Zahnschmerzen, Trismus, aber vorwiegend gegen Tinnitus und Ohrenleiden.

Di 4: hier als Fernpunkt, der über die Verbindung des Yang-Ming = Di-M-Meridiane im Gesichtsbereich (Di 20—M 1 [4]) wirken soll.

Teil II

Chirurgische Erkrankungen

1. Schmerzen in der Lumbalregion

Unter Lumbalschmerzen versteht man eine allgemeine Symptomatik, die durch verschiedene ätiologische Faktoren bedingt sein kann.

a) Verrenkungen
In der Vorgeschichte zumeist ein Trauma mit nachfolgenden starken lokalen Schmerzen, die die Bewegung behindern.

b) Muskuläre Zerrungen
Deren Manifestationen drücken sich in dauernden Schmerzen im Rücken und Steifigkeit der Lumbalregion aus. Die Schmerzen sind von variabler Intensität, stärker nach schwerer Arbeit und auch abhängig vom Wetter. Im allgemeinen besteht keine wesentliche lokale Druckempfindlichkeit und die Beweglichkeit ist kaum behindert.

c) Rheumatische Schmerzen
Ihre Ursachen können sein: kalte Witterung, Feuchtigkeit, physikalische Noxen oder nach Infektion der oberen Luftwege. Nach längerem Liegen wie nach dem Nachtschlaf, ist der Schmerz intensiver, aber nach einer leichten Bewegung oder Übung tritt eine Erleichterung ein. Hingegen verstärkt sich der Schmerz bei Exposition in Kälte und Feuchtigkeit. Man findet weder Rötung, Schwellung, noch Zeichen einer muskulären Atrophie oder Deformation und auch keine Allgemeinsymptomatik.
Darüber hinaus gibt es zahlreiche Erkrankungen, deren Begleiterscheinungen Lumbalschmerzen sein können, so: Nephritis, Affektionen des kleinen Beckens, proliferative Spondylopathien, Tumoren, Bandscheibenprolaps usw.
In solchen Fällen kann die Akupunktur nur als zusätzliche Hilfsbehandlung sinnvoll eingesetzt werden, um die Symptome zu bessern.

Therapie:

Verwende Punkte des Blasen-Meridians als Hauptpunkte.
Gegen Zerrungen muß starke Stimulierung eingesetzt werden.
Gegen rheumatische Beschwerden nur mittelstarke und bei muskulären Ursachen nur milde Stimulierung.
Akupunktur und Moxibustion können abwechselnd eingesetzt werden.
Auch elektrische Stimulierung der Nadeln und ebenso Schröpfbehandlung sind vorteilhaft.

Basispunkte:

Shenshu = B 23, Weizhong = B 40 (54) Huatuojiaji = Extra 21, Yanglao = Dü 6.

Punkte, je nach Symptomatik:

Schmerzen in der WS: Renzhong = Du = LG 26.
Verrenkung: Houxi = Dü 3.
Muskelrheuma: Moxibustion an Shenshu = B 23.

Bemerkung:

Behandle jeden oder jeden 2. Tag.
Dauer der Nadelung 15–20 Minuten. Wenn Gewebsläsionen zu befürchten sind, die sich in starken Schmerzen ausdrücken, verwende Houxi = Dü 3, Renzhong = LG 26 usw. Der Patient soll die Hüftgegend während der Manipulation der Nadeln bewegen. Die lokalen Punkte soll man erst dann punktieren, wenn der Schmerz nachgelassen hat!

Kommentar:

Beachtenswert und auch für Schmerzzustände anderer Lokalisation zu empfehlen ist der Hinweis z u e r s t Fernpunkte zu verwenden und erst dann wenn der Schmerz nachgelassen hat, die Nadelung der lokalen Punkte vorzunehmen.

Basispunkte:
B 23: *lokoregional und mit seiner Nebennierenstimulierung gegen Schmerzen in der Höhe des 2. Lumbalwirbels mit Ausstrahlung in die unteren Extremitäten, wirkt zusätzlich auch bei Nierenbeckenaffektionen und ist ein Hilfspunkt bei Nierenkoliken. Hier in Kombination mit*
B 40 (54): *HO-Punkt, Testpunkt für Gonarthralgien und zugleich Stoffwechselpunkt eingesetzt, der ebenfalls gegen Kreuz- und Rückenschmerzen, Ischias und Beinschmerzen verwendet wird.*
Extra 21: *regionale HUA-TUO-Punkte, zur Verstärkung der lokalen Wirkung.*
Dü 6: *Tsri- = Xi-Punkt seines Meridians, der nach der Tradition die Abwehrenergie verstärkt, ist in einer Vertiefung, knapp proximal und radial von der Spitze des Proc. styloides ulnae gelegen. Bei dieser Indikation soll er schräg, in Richtung zu KS 6, ca. 1 Cun tief punktiert werden.*

Symptomatik:
Punkte, je nach Schmerzen in der Wirbelsäule:
LG 26: *Renzhong, am Ende des oberen Drittels und in der Mitte der Nasolabialrinne gelegen, haben wir als Punkt gegen krisenhafte Zustände wie Schock, Kollaps usw. kennengelernt.*
Seine $^1/_2$ Cun tiefe Punktur, mit nach aufwärts gerichteter Nadel, dürfte wegen ihrer Schmerzhaftigkeit, jeden Schmerz, so auch den bei akuter Lumbago, paralysieren.

Verrenkung:
Dü 3: *als Kardinalpunkt eingesetzt, schaltet er das außergewöhnliche Gefäß Tou-Mo = LG ein und verstärkt in diesem Bereich seine antispastische Wirkung gegen Kontrakturen usw.*

Muskelrheuma:
B 23: *siehe ad. Basispunkte, mit Moxa behandeln, was einer mittelstarken Reizverstärkung gleichkommt. Nebennierenwirkung.*

Generell auffallend ist, daß mit Ausnahme von LG 26, sich die Punktewahl auf das Tai Yang = B- und Dü-Meridian beschränkt, um durch eine gewisse Konkordanz eine verstärkte Wirkung zu erzielen.

2. Schulterschmerzen

Schulterschmerzen treten häufig als Symptom auf, ihre Ursache kann eine Verrenkung oder muskuläre Verspannung sein, wobei das Gewebe um das Schultergelenk beteiligt ist und dadurch eine perifokale Entzündung des Schultergelenkes, eine Tendinitis supraspinata, eine Bursitis infraacromialis, eine Tendinosynovitis des M. biceps brachii longus usw. im Gefolge auftreten kann.

a) Perifokale Entzündung

Entsteht im allgemeinen durch chronische entzündliche und degenerative Veränderungen der Kapsel und der das Schultergelenk umgebenden Gewebe. Der Beginn kann durch eine leichte Zerrung oder durch Unterkühlung oder auch spontan ausgelöst werden.

Der Schmerz nimmt eine große Ausdehnung an und strahlt in die Nackengegend und den Arm aus. Er ist von einer lokalen Druckempfindlichkeit begleitet.

Es ist bemerkenswert, daß die Schmerzen im Ruhezustand stärker sind, ebenso die Bewegungseinschränkung beim Heben, Abduzieren oder bei der Bewegung des Armes nach hinten.

Ein weiteres bemerkenswertes Merkmal dieser Erkrankung ist die Hauptklage über den Schmerz am frühen Morgen — der Schmerz als erste Morgenklage — während im späteren Stadium die Hauptstörung funktionell bedingt ist.

b Tendinitis supraspinata

Dieser Zustand ist durch chronisch-entzündliche oder degenerative Veränderungen der Sehne gekennzeichnet, wie sie häufig bei der arbeitenden Bevölkerung im mittleren Alter und später zu finden sind. Der Schmerz wird an der seitlichen Schultergegend beschrieben, wo auch eine Druckempfindlichkeit am Sehnenansatz, am Tuberculum majus humeri nachweisbar ist.

c) Bursitis infra-acromialis

Ein Hauptsymptom ist die Druckempfindlichkeit an der seitlichen Schultergegend. Schmerzen und Funktionsstörungen treten besonders dann auf, wenn der Oberarm nach vorne oder nach hinten bzw. nach horizontal gedreht und gehoben wird.

d) Tendosynovitis des M. biceps brachili longus

Als Hauptsymptome findet man eine Schwellung und Druckempfindlichkeit in der Gegend des M. biceps brachili longus am Schulteransatz.

Die Beugung des Ellenbogengelenkes mit Flexion des Muskels löst intensive Schmerzen aus. Der typische Schmerz tritt bei der Abduktion, beim Heben oder nach Rückwärtsstrecken des Armes auf.

Therapie:

Verwende Punkte der Extremitäten der lokalen Regionen oder distale Punkte, entsprechend den Meridianverläufen.
Gib sehr starke Stimulierung, Moxibustion oder elektrische Reizverstärkung.

Basispunkte:

a) Tiaokou = M 38, Chengshan = B 57 — Nadel evtl. von M 38 zu B 57 durchstechen!
b) Jianyu = Di 15, Naoshu = Dü 10, Yanglingquan = G 34, Qu chi = Di 11.

Punkte, je nach Symptomatik:

Bei perifokaler Entzündung des Schultergelenkes: Tianzhong = Dü 11,

bei Tendinitis spuraspinata: Jugu = Di 16,
bei Bursitis infra-acromialis: Jianliao = 3 E 14.

Bemerkung:

Behandle z u e r s t die Punkte der u n t e r e n Extremität auf der k r a n - k e n Seite, z. B. Tiaokou = M 38 oder Yanglingquan = G 34. Während der Manipulation der Nadeln soll der Patient Übungen/Bewegungen mit dem erkrankten Gelenk machen, je energischer desto besser. Nach dem Entfernen dieser Nadeln behandle man die lokale Region. Die Behandlung soll jeden oder jeden 2. Tag erfolgen!

Kommentar:

Auch hier fällt, wie beim vorhergehenden Kapitel, der Rat eine oppositionelle Behandlung bezüglich der Lokalisationen vorzunehmen, auf. Da sich die Schmerzen unterhalb der Grenzlinie der sogenannten „Himmelsfenster" befinden, wird nicht die völlige Opposition (z. B. Schmerz rechts oben, daher Nadelung links unten) gewählt, sondern nur die Opposition Schmerz oben — Nadelung ipsilateral unten (Yang Ming = M-Di-Meridian).
Erst nach der Entfernung der oppositionell plazierten Nadeln soll die lokale Region behandelt werden!
Wir gehen ähnlich vor, belassen jedoch die Nadeln an den Fernpunkten und haben bei dieser Technik bisher keine Nachteile registriert. Die Moxibustion mit unserem Moxalightgerät hat sich sehr bewährt, ebenso Aku-Injektionen in die entsprechend ausgewählten Punkte.

Basispunkte:

a) M 38: *5 Cun kaudal von M 36, knapp neben der lateralen Tibiakante, gilt als Punkt gegen rheumatische Schmerzen, die durch Feuchtigkeit ausgelöst werden. Er wird bis zu 2 Cun senkrecht punktiert oder in Richtung zu B 57 durchgestochen.*

B 57: *an der Hinterseite des Unterschenkels, in einer Vertiefung an der Verbindung der Muskelwülste des M. gastrognemius gelegen. Punktur von B 57 bis zu 3 Cun senkrecht.*

b) Di 15: *ist einer der führenden Punkte gegen Schmerzen im Bereich des Schultergelenkes, worauf schon sein Beiname „Schulterknochen" hinweist. Er wirkt besonders dann, wenn der Arm nicht gehoben werden kann und wird $^1/_2$ Cun senkrecht oder bis zu $1^1/_2$ Cun schräg punktiert.*

Di 11: *der Tonisierungspunkt und HO-Punkt wird hier zur Verstärkung mit seiner Wirkung auch gegen Kontrakturen, Spasmen und Paresen der oberen Extremitäten eingesetzt.*

Dü 10: *Beiname: „Zustimmungspunkt für die obere, innere Armregion", ist ein Reunionspunkt mit den außergewöhnlichen Gefäßen Yang-Oe und Yang-Tsiao-Mo und liegt oberhalb von Dü 9 an der Unterkante der Spina scapulae. Seine Indikationen: Schulterschmerzen, Nackenschmerzen, Oberarmschmerzen aber auch Schreibkrampf.*

G 34: *HO-Punkt und „Meisterpunkt" für die Muskulatur, hier als Fernpunkt gegen alle Muskelschmerzen und Kontrakturen sowie gegen seitliche Thoraxschmerzen (Meridianverlauf!) eingesetzt. Er wird in China bis zu 2 Cun senkrecht punktiert.*

Punkte, je nach Symptomatik:
Perifokale Entzündung des Schultergelenkes:
Dü 11: *im Zentrum der Fossa infraspinam gelegen, wird senkrecht bis zu 1 Cun tief gegen Schmerzen in der Schulter-Armregion punktiert.*

Tendinits supraspinata:

Di 16: *ein Reunionspunkt mit dem außergewöhnlichen Gefäß Yang-Tsiao Mo, steht in energetischer Verbindung mit LG 14 (13) und wird gegen Schulter- und Armschmerzen mit Kontrakturen — Beuge und Streckhemmungen — verwendet.*

Bursitis infraacromialis:

3 E 14: *„Schultergrube" liegt bei seitlich gehobenem Arm in einer deutlichen Vertiefung am hinteren unteren Rand des Akromions. Gegen Schulter- und Armschmerzen, die das Heben des Armes behindern.*

3. Ellenbogenschmerzen

Zwei Arten von Ellenbogenschmerzen sind es, die man außer der arthritischen Form im klinischen Betrieb zu sehen bekommt.

a) Die Entzündung des lateralen Epikondylus des Humerus (Tennis-Ellenbogen genannt). Hier sind die Hauptsymptome Schmerzen und Druckempfindlichkeit um den lateralen Epicondylus humeri und das Humero-radial-Gelenk, die sich verstärken, wenn der gestreckte Arm gedreht wird.

b) Akute Läsionen des dem Ellenbogen anliegenden Bindegewebes:

Dabei ergibt die Vorgeschichte ein akutes Trauma mit lokaler Schwellung, manchmal auch ein Hämatom.

Da die Lokalisation der Läsion verschieden sein kann, sind auch die Druckempfindlichkeit und die Funktionsstörungen unterschiedlich. Hier muß besonders vor der Behandlung auf das Vorhandensein einer Fraktur oder Dislokalisation geachtet werden! (Es darf keine abnorme Beweglichkeit, Krepitation oder sonstige Sensation vorhanden sein und die typische Konfiguration des Ellenbogengelenkes muß normal sein.)

Therapie:

Wähle lokale Punkte und distale Punkte.
Gib sehr intensive Stimulierung!
Moxibustion ist ebenfalls indiziert!

Basispunkte:

Qu chi = Di 11, Zhouliao = Di 12, Yanglingquan = G 34 und Ah-Shi-Punkte.
Behandle einmal täglich oder jeden 2. Tag.
Belasse die Nadeln 15–20 Minuten.

Kommentar:

Bei beiden Krankheitsbildern ist die weitgehende Ruhigstellung eine Grundvoraussetzung jeglicher erfolgversprechender Therapie.

Wir haben mit Aku-Injektionen von M i n i dosen eines Kortikosteroidpräparates an lokale Akupunkturpunkte gute Erfolge erzielen können, ebenso mit Wärmeapplikation an diesen Punkten, wobei wir ein Gerät (Moxalight) verwenden, das kontrollierte Hitze erzeugt ohne die Nebenerscheinungen einer Moxibustion = Gestank und evtl. Hautverbrennungen aufzuweisen (KRÖTLINGER, ZEITLER).

Basispunkte:
Di 11: HO- und Tonisierungspunkt, hier mit lokoregionaler Gelenks- und Knochenhautwirkung.

Di 12: *bei uns seltener verwendet, liegt oberhalb des lateralen Epikondylus des Humerus mit ähnlicher Indikation wie Di 11.*

G 34: *hier als Fernpunkt gegen Kontrakturen im Bereich des Muskelund Sehnenapparates eingesetzt.*

Ah-Shi *=Ah-Ja-Punkte, also persönliche Schmerzpunkte.*

4. Sehnenscheiden-Erkrankungen

Drei Arten von Sehnenscheidenerkrankungen sind zumeist zu registrieren.

a) die stenosierende Tendosynovitis des Processus styloides radii:
Deren hauptsächliche klinische Manifestationen sind Schmerzen und Druckempfindlichkeit an der radialen Seite der Karpalregion, besonders in der Nacht sowie Schwäche der Daumenbewegung.

b) Die Tendosynovitis des M. flexor digitorum:
Sie kann schon zu Beginn alle Finger betreffen, mit Empfindlichkeit und Schmerzen an der Palmarseite der Metakarpalgelenke. Wenn man die erkrankten Finger beugen oder strecken läßt, kann man ein knakkendes Geräusch hören, und auch einen Knoten, der mit der Sehnenbewegung mitgeht, palpieren.

c) Synovialzysten:
Diese treten zumeist an der dorsalen Seite des Handgelenkes auf, manchmal auch am Knöchel oder in der Gegend des Kniegelenkes.
Lokal findet man Knoten mit relativ weicher Begrenzung, die nur gering schmerzhaft sind. Ein Gefühl der Schwäche kann im befallenen Gelenk vorhanden sein.
Auch kann die Palpation eine Fluktuation in der tumorähnlichen Masse ergeben, die beweglich erscheint und auf Druck ein elastisches Gefühl hinterläßt.

Therapie:

Wähle lokale Punkte. Gib mittelstarke Stimulierung.
Moxibustion ist ebenfalls indiziert!

Basispunkte:

Ah-Shi-Punkte oder angrenzende Meridianpunkte.

Punkte, je nach Symptomatik:

Bei stenosierender Tendosynovitis des Proc. styloides radii: Yangxi = Di 5, Liequi = Lu 7 sowie 3—4 Stiche rund um die Region.
Bei Tendosynovitis des M. flexor digitorum:
schmerzhafter Daumen: Lu 7,
Schmerzen im Zeige- und Mittelfinger: Daling = KS 7,
Schmerzen im Ring- und kleinen Finger: Shenmen = H 7.
Synovialzysten: 3—4 Punkturen in der nächsten Umgebung. Hier ist besonders die Moxibustion indiziert, aber auch die Verwendung des „Pflaumenblütenhämmerchens".

Bemerkungen:

Bei a) und b) können lokale Cortisoninjektionen, besonders bei einer Sehnenblockade indiziert sein.
Heiße Handbäder, Massage und Fingerbewegungen sind anzuraten. Chirurgische Interventionen werden sich im chronischen, fortgeschrittenen Stadium manchmal nicht umgehen lassen!

Kommentar:

Wir unterscheiden eine „trockene" und eine „feuchte" Form, deren Ursache zumeist in einer Überbelastung und dadurch bedingten Fibrinauflagerungen, die die Gleitfähigkeit der Sehnen behindern, liegen.
Eine absolute Ruhigstellung bildet die Voraussetzung der Therapie für a) und b).
Differential-Diagnose:
Eitrige Tendovaginitis
gonorrhoische Tendovaginitis
tuberkulöse Tendovaginitis
sind Kontraindikationen für Akupunktur!

Basispunkte:
Ah-Shi-Punkte und umliegende Meridianpunkte.
Punkte, je nach Symptomatik:
Di 5: yang-hsi, der King-Punkt, in der Tabatiêre gelegen, hat lokoregional die Indikationen: Handgelenkschmerzen, Muskelkontrakturen, Schwellungen. Der Tradition nach gibt er den oberflächlichen Schichten in seinem Bereich zusätzliche Abwehrenergie.
Lu 7: Der Durchgangspunkt zu Di 4, wird hier ebenfalls als Punkt mit lokaler Wirkung eingesetzt, wie auch die dazu empfohlene Locus-dolendi-Punktur mit weiteren 3–4 Nadeln zeigt.
Siehe auch: schmerzhafter Daumen. Hier würde sich Lu 10 mit den Indikationen: Schmerzen und Kraftlosigkeit im Daumengrundgelenk, zusammen mit Di 4 eignen.
KS 7 und H 7 werden ebenfalls mit ihrer lokalen Wirkung empfohlen. Die Moxibustion zur Reizverstärkung ist sicher günstig.
Zusätzlich kommen Aku-Injektionen mit Minidosen eines Kortikosteroid-Präparates abwechselnd mit Hyaluronidase in Betracht.

5. Krämpfe in den unteren Extremitäten

Diese Krämpfe entstehen meist im Gefolge plötzlicher Bewegungen, z.B. bei Stürzen oder unerwartetem Druck, die Läsionen des Bindegewebes und der Muskulatur, auch der Sehnen und des Bandapparates usw., auslösen.

Der Krampfzustand nimmt seinen Ausgang hauptsächlich von gelenksnahen Bezirken und hat lokale Schmerzen, Schwellungen und Bewegungsbehinderungen der befallenen Gliedmaßen zur Folge, was sich auf deren normale Funktion auswirkt.

Man findet keine Frakturen oder Dislokalisationen der Gelenke. Wenn diese Erkrankungen nicht vollständig ausgeheilt werden, wird die Schädigung chronisch und die Symptome treten bei Anstrengungen oder Kälteeinwirkungen wieder auf.

Therapie:

Lokale Punkte! Mittelstarke Stimulierung! Moxibustion indiziert!

Basispunkte:

Ah-Shi-Punkte und umliegende Meridianpunkte.

Punkte, je nach Symptomatik:

Hüftgelenk: Huantiao = G 30.
Kniegelenk: Yanglingquan = G 34.
Sprunggelenk: Xuanzhong = G 39.

Bemerkung:

Bei akuten Fällen mit Bindegewebsläsionen behandle die Ah-Shi-Punkte z u e r s t!

Sollte das Resultat unbefriedigend sein, so punktiere die korrespondierende Zone der g e s u n d e n Seite!

Fordere den Patienten auf, die befallene Extremität während der Behandlung zu beugen und zu strecken, um eine Entspannung der Sehnen und Ligamente zu erreichen und dadurch den Schmerz zu mildern.

Kommentar:

Bei unserem Krankengut kommen häufig die in der Nacht auftretenden Krampi der Unterschenkelmuskulatur vor. Man achte daher auf Kaliummangelzustände durch Laxantienabusus oder chronische Saliuretikagaben bei Hypertonikern. Dabei bewähren sich MP 6, Le 3, B 57/58 und G 34. Ah-Shi-Punkte beziehen wir grundsätzlich in die Therapie ein.

Das Beugen und Strecken macht jeder automatisch, um die verspannte Muskulatur zu lockern und dadurch den schmerzhaften Zustand zu erleichtern.

G 30: Reunionspunkt mit dem Blasen-Meridian (B 31), Testpunkt für Knochenerkrankungen, wichtig bei allen Beinschmerzen, wird in China 1— 2 Cun senkrecht punktiert. Moxibustion wird ebenfalls sehr empfohlen.

G 34: HO-Punkt des Meridians, ist besonders für Kontrakturen und Muskelspasmen, Durchblutungsstörungen und Sensibilitätsstörungen im Unterschenkelbereich zuständig.

Auch bei G 34 wird die Moxibustion oder die Punktur mit einer erhitzten Nadel empfohlen.

G 39: Gruppen-, Lo-Punkt, 3 Cun oberhalb des äußeren Knöchels am Hinterrand der Fibula gelegen, wird bei allen Schmerzsensationen im Bereich der Unterschenkel indiziert sein.

Er wird 1—2 Cun senkrecht punktiert, in manchen Fällen wird bis zu MP 6 (Gruppen-, Lo-Punkt der Yin-Meridiane) durchgestochen! C a v e — A. tibialis anterior !!

Auch dieser Punkt wird häufig mit Moxa behandelt.

Die Punktur der gesunden Seite ist eine Methode, die gar nicht so selten durchgeführt wird, z. B. bei akuten Schmerzzuständen im Trigeminusbereich, oder mit Fernpunkten — bei akuten Schmerzen rechts — Punktur der entsprechenden Meridianpunkte links usw.

6. Akute Appendizitis

Die Appendizitis ist im allgemeinen eine akute abdominale Erkrankung. Der Schmerz kann zwar im Oberbauch oder in der Umbilikalregion beginnen, lokalisiert sich aber im weiteren Verlauf in den rechten unteren Quadranten des Abdomens. Zusätzlich tritt dann Übelkeit, Erbrechen und leichter Durchfall auf.

Es besteht eine lokale Empfindlichkeit auf Druck am McBUR-NEY'schen Punkt, leicht erhöhte Temperatur und Leukozytose.

Eine Empfindlichkeit am Punkt Lanwei = Extra 33 ist bei den meisten Fällen nachweisbar. Ist es bereits zu einer Abszedierung gekommen, kann diese als Konvolut palpiert werden.

Wenn eine deutliche Abwehrspannung der Bauchmuskulatur, erhöhte Temperatur besteht, ist eine besonders sorgfältige Überwachung erforderlich. Bei Kindern können auch stärkere Durchfälle auftreten.

Therapie:

Wähle Punkte des Magen-Meridians als Hauptpunkte.
Starke Stimulierung ist erforderlich.

Basispunkte:

Lanwei = Extra 33, Zusanli = M 36, Fujie = MP 14, Tianshu = M 25.

Punkte, je nach Symptomatik:

Übelkeit, Erbrechen: Neiguan = KS 6.
Fieber: Qu chi = Di 11.

Bemerkung:

Im akuten Stadium muß die Behandlung 2—3mal täglich erfolgen! Die Nadeln sind dabei jeweils 1 Stunde zu belassen und alle 10—15 Minuten zu manipulieren.
Die Behandlung ist 2—3 Tage nach Abklingen der Symptome fortzusetzen, um den Erfolg zu stabilisieren!

Kommentar:

Es wäre leichtfertig, die Akupunktur als Therapie der akuten Appendizitis g e n e r e l l zu verdammen, wie wir dies pflichtgemäß und aus Überzeugung für alle Länder mit entsprechenden und leicht erreichbaren medizinischen Einrichtungen tun, wo das obige Vorgehen wohl nur in extremen Ausnahmefällen zu rechtfertigen sein wird.

Die Appendizitis ist nun einmal die häufigste chirurgische Baucherkrankung, mit einer saisonbedingten Häufung im Mai und Juni, wobei im 2. und 3. Lebensjahrzehnt Männer häufiger als Frauen erkranken.

Differential-Diagnose: Extrauteringravidität — Tubarabort, perforiertes Ulkus, Ureterstein, stielgedrehte Ovarialzyste, Gallenkolik, Kolitis im Colon ascendens, schmerzhafte Ovulation, typhöse Erkrankungen, Ileozökal-Tuberkulose.

Der Punkt Lanwei = Extraordinary point Nr. 36 = P.a.M. 136, nach unserer Nomenklatur M 37 -1, weil der 2 Cun distal von M 36, nahe M 37 gelegen ist, dem Punkt, dem eine HO-Funktion = direkte Einwirkung auf das Organ — auf den Dickdarm zugesprochen wird, ist d i a g n o s t i s c h außerordentlich wichtig. Es wäre gut, wenn sich unsere Chirurgen seiner außer dem McBURNEYschen Punkt und dem BLUMBERG-Loslaß-Schmerz bedienen würden! Seine Druckempfindlichkeit und seine Empfindlichkeit besonders auf einen elektrischen Reiz, die am rechtseitigen Punkt eklatant ist, machen ihn diagnostisch wertvoll.

Basispunkte:
Lanwei = M 37 -1, wird 1—2 Cun senkrecht gestochen und (siehe Bemerkung) manipuliert.

M 36: hier sowohl gegen die abdominellen Begleiterscheinungen einer akuten Appendizitis, einschließlich des Brechreizes, der Leibschmerzen mit Durchfall oder Obstipation, aber auch zum psychischen Ausgleich.

M 25: Alarmpunkt des Dickdarmmeridians, der für alle akuten und chronischen Erkrankungen des Magen-Darm-Traktes zuständig ist. Punktur: 1—3 Cun schräg, bzw. 1—2 Cun senkrecht.

MP 14: Reunionspunkt mit dem außergewöhnlichen Gefäß Yin Oe, 4 Cun lateral des KG, der Höhe nach knapp unter KG 7 gelegen, führt den Namen „Bauchknoten" und wird gegen Bauchschmerzen, die um den Nabel lokalisiert sind, empfohlen.
Punktur: 5 Fen senkrecht oder bis 2 Cun schräg.

Punkte, je nach Symptomatik:
Übelkeit, Erbrechen:
KS 6: Kardinalpunkt zur Einschaltung des außergewöhnlichen Gefäßes Yin Oe, zugleich Durchgangspunkt zu 3 E 4, wird hier außer seiner kreislaufregulierenden Wirkung gegen Schmerzen im Abdomen, Übelkeit und Erbrechen eingesetzt.
Fieber:
Di 11: der Tonisierungspunkt, bekannt aus der Kombination Di 4, Di 11, LG 14 (13) gegen alle febrilen Zustände, neben seiner Wirksamkeit auf den Dickdarm.
Wir zweifeln nicht an den Erfolgszahlen der chinesischen Statistiken, die die Wirksamkeit der Methode unter Beweis stellen und denen wir, was dieses Krankheitsbild betrifft, hoffentlich nie Vergleichswerte entgegensetzen werden müssen.
Jene Kollegen aber, die in unseren Breiten mit Erfolgsmeldungen prahlen und zur Nachahmung auffordern, leisten der Methode einen schlechten Dienst.

7. Erkrankungen der Gallenwege — Gallentrakt

Die häufigsten dieser Erkrankungen der Gallenwege, die wir zu sehen bekommen, sind Askariasis, Cholezystis und Cholelithiasis.

Die klinischen Erscheinungen dieser Krankheit sind durch intensive Schmerzen im Epigastrium, die in die rechte Schulter ausstrahlen können, gekennzeichnet. Sowohl die Askariasis, als auch die Cholelithiasis können eine Cholezystitis hervorrufen.

Bei der Askariasis der Gallenwege wechseln Schmerz und dessen Remission plötzlich, dies wird durch das Eindringen der Würmer in die Gallenwege und deren Auswandern verursacht.

Während der Attacken verspürt der Patient eine bohrende oder drückende Schmerzsensation im rechten Teil des Epigastriums, dazu tritt Übelkeit und Erbrechen auf.

Es kann eine Empfindlichkeit im Bereich des Xyphoides rechts vorhanden sein, jedoch keine muskuläre Abwehrspannung.

Bei der Cholelithiasis, die sich auf die Gallenblase beschränkt, bestehen zumeist nur unklare Verdauungsstörungen. Dringt jedoch ein Konkrement in die ableitenden Gallenwege ein, dann kommt es zu ähnlich intensiven Schmerzen wie bei der Askariasis.

Die Symptome der Cholezystitis können leicht oder schwer sein. Im allgemeinen wird ein Dehnungsschmerz im Epigastrium und Hypochondrium auftreten sowie Temperaturanstieg.

Besteht eine Cholelithiasis und eine Askariasis nebeneinander, tritt gewöhnlich eine akute Schmerzattacke mit starker Empfindlichkeit im rechten Oberbauch auf. Bei Verschluß des Ductus choledochus mit Gallenstauung breitet sich die Empfindlichkeit über das ganze rechte Hypochondrium aus. Die vergrößerte Gallenblase kann getastet werden und eine Verschlußikterus tritt auf.

Therapie:

Wähle Punkte des Magen-Meridians. Starke Stimulierung erforderlich.

Basispunkte:

Askariasis der Gallenwege: Durchstechen von Yingxiang = Di 20 zu Sibai = M 2 (5), Yanglingquan = G 34.
Cholezystitis: Dannang = Extra 35, Zhigou = 3 E 6.
Cholelithiasis: Danshu = B 19, Zusanli = M 36.

Punkte, je nach Symptomatik:

bei Erbrechen: Neiguan = KS 6
bei Ikterus: Zhiyang = Du = LG 9
bei Rückenschmerzen: Ganshu = B 18.

Behandle jeden Tag. 10 Behandlungen bilden einen Zyklus.
2 derartige Zyklen sind im allgemeinen erforderlich.
Kombiniere mit anderen Heilmethoden, wenn erforderlich!

Kommentar:

Die erfreuliche Zunahme der Zahl junger Kollegen bei Akupunkturkursen und Vorträgen sowie auch die Teilnahme von Kollegen aus Vorderasien und Afrika und das Interesse der WHO an der Akupunktur als kostensparende und risikolose Therapie, lassen Probleme aufleben, die uns bisher fremd waren, wie die Askariasis der Gallenwege.

Basispunkte:
Beim Durchstechen von Di 20 zu M 2 (5), wird der Effekt einer direkten Vereinigung des Yang-Ming (Dickdarm-Magen-Meridian) erzielt. M 1 (4) wird offensichtlich wegen seiner anatomisch heiklen Lage nicht hierfür in Betracht gezogen. Außerdem schneidet die Nadel in ihrem Verlauf ein Sekundärgefäß, das von Dü 18 zu B 1 zieht und die energetische Verbindung zum Tai Yang (Dünndarm-Blase) herstellt.
G 34: hier mit seiner Wirkung auf die Cholerese und die Kontraktilität der Gallenblase.

Cholezystitis:
Extra 35: = Dannang, trägt nach unserer Nomenklatur der P.a.M. und Neupunkte die Bezeichnung G 34 -1, weil er 0,7 Cun unter G 34 auf dem Gallenblasen-Meridian liegt, während der Leser unter den bisherigen Bezeichnungen Extra 35 und P.a.M. 152 sich nicht einmal die annähernde Lokalisation vorstellen konnte. Seine Indikationen: Cholezystitis, Cholelithiasis, Askariden in den Gallenwegen.
3 E 6: hier sowohl gegen Obstipation, aber mehr in seiner alten Indikation: gegen in die Flanken ausstrahlende Schmerzen.

Cholelithiasis:
B 19: Zustimmungspunkt der Gallenblase mit dem Universalpunkt M 36 mit seiner ausgleichenden Wirkung auch im Hinblick auf die Motilität der Hohlorgane.

Punkte, je nach Symptomatik:
Erbrechen:
KS 6: hier nach der klassischen Tradition als Spezialpunkt für alle Affektionen des Magens, und der Galle und des Milz-Pankreassystems.
Ikterus:
LG 9 (8): Zhiyang, unter dem Processus spinosus des 7. Brustwirbels gelegen, = in Höhe von B 17, mit den Indikationen: Gelbsucht, Oberbauchschmerzen, Gastralgie.

Rückenschmerzen:
B 18: Zustimmungspunkt der Leber, hat natürlich neben seinen organspezifischen Indikationen auch lokoregionale Wirkung.

74

Gerade diese Therapieangaben geben dem Kommentator die Verpflichtung auf, vor einer Über- oder Unterschätzung der Akupunkturwirkung zu warnen. Denn auch eine Unterschätzung könnte schwerwiegende Folgen haben, wenn z. B. durch eine Schmerzunterdrückung ein Empyem der Gallenblase zu einer Peritonitis führen würde.

Andererseits könnte eine Überschätzung zu einer ebenso verhängnisvollen Monotherapie verleiten.

8. Mastitis

Unter Mastitis versteht man eine akute bakterielle Infektion des Brustgewebes. Sie kann durch Schrunden an den Mamillen bei stillenden Müttern hervorgerufen werden, oder durch Stauungen der Milchwege.

Die Symptome sind: Lokale Rötung, klumpige Schwellung, Schmerzen, große Empfindlichkeit, Frösteln, Fieber und Vergrößerung der regionalen Lymphknoten in der Axilla an der betroffenen Seite.

Therapie:

Wähle Punkte des Leber-, Gallenblasen- und Magen-Meridians.
Starke Stimulierung ist erforderlich.

Basispunkte:

Taichong = Le 3, Foot-Linqui = G 41, Rugen = M 18, Shaoze = Dü 1, Zusanli = M 36, Shanzhong = Ren = KG 17.

Bemerkung:

Wähle daraus 2—3 Punkte für jede Behandlung.
Behandle täglich, belasse die Nadeln 15—20 Minuten.
Die Akupunkturbehandlung kann im Frühstadium eine antiphlogistische Wirkung haben, besteht jedoch Neigung zur Abszedierung, ist eine chirurgische Intervention notwendig!

Kommentar:

Bei diesem Krankheitsbild kann die Akupunktur (siehe Bemerkung) nur als adjuvante Therapie im Sinne einer Erleichterung der Beschwerden angesehen werden.

Basispunkte:
Le 3: Quellpunkt in Verbindung mit dem Durchgangspunkt des gekoppelten Gallenblasen-Meridians = G 37. Damit wird die spasmolytische, entstauende Wirkung an die seitliche Brustwand herangeführt und außerdem gegen stoffwechselbedingte Adynamie agiert.
G 41: Kardinalpunkt für die Aktivierung des außergewöhnlichen Gefäßes Tai Mo ist ebenfalls gegen seitliche Brustschmerzen und nach der neueren Literatur speziell gegen Mastitis indiziert.
M 18: „Wurzel der Brustwarze" senkrecht unter der Brustwarze im 5. ICR gelegen, ist ein Spezialpunkt gegen Mastitis, Muttermilchmangel und Stillschwierigkeiten.
Allerdings ist die geforderte starke Stimulierung an diesem Punkt nur schwer vorstellbar!

Dü 1: *Ting-Punkt, wichtig für den tendino-muskulären Meridian des Dünndarms, wird in der neuen Literatur ebenfalls gegen Milchmangel und Mastitis angegeben.*

M 36: *wird in der traditionellen Literatur gegen Mastitis und Brustabszesse als wirksam erwähnt.*

KG 17: *Reunionspunkt mit den MP-, N-, Dü- und 3-E-Meridianen, zugleich respiratorischer Alarmpunkt des 3 E wird 5 Fen–1 Cun in Richtung zum Brustansatz gestochen, wenn man gegen Erkrankungen im Mammabereich vorgehen will.*

9. Erysipel

Das Erysipel kann als akute Entzündung der intrakutanen Lymphgefäße, die durch Streptokokken hervorgerufen wird, aufgefaßt werden. In den meisten Fällen werden die unteren Extremitäten oder das Gesicht befallen, bzw. nimmt es von dort seinen Ausgang. Der Beginn ist abrupt mit lokaler Rötung, Schwellung, Hitzegefühl und Schmerzen. Es erfolgt eine Ausdehnung mit scharf begrenztem Rand, wobei das Zentrum sich stumpfrot verfärbt. Die regionalen Lymphknoten sind vergrößert. Allgemeine Symptome wie Fieber, Schüttelfröste, Kopfschmerzen können auftreten.

Therapie:

Wähle lokale und distale Punkte, wobei lokal die Nadel rasch eingestochen und ebenso rasch wieder entfernt werden soll.
Auch das „Pflaumenblütenhämmerchen" tut gute Dienste.

Basispunkte:

Ah-Shi-Punkte, Weizhong = B 40 (54) Xuehai = MP 10.

Punkte, je nach Symptomatik:

Bei Fieber: Dazhui = Du = LG 14 (13), Qui chi = Di 11.
bei Kopfschmerzen: Taiyang = Extra 2.

Bemerkung:

Behandle 1mal oder 2mal täglich, wobei 2—3 der obigen Punkte verwendet werden sollen.
Bei Fällen mit Allgemeinerscheinungen bzw. Komplikationen sind zusätzlich Antibiotika und chinesische traditionelle Heilmittel zu verabreichen.

Kommentar:

Schon allein aus forensischen Gründen würden wir dringend vom Einsatz der Akupunktur abraten. Die oben angeführte lokale Stichtherapie an der Grenze der Rötung bzw. die Hautreizung mittels des Beklopfens der das Erysipel umgebenden gesunden Haut mit dem Pflaumenblütenhämmerchen hat, wie alte Ärzte wissen, ihre Meriten, muß jedoch bei unseren heutigen medizinischen Möglichkeiten als obsolet gelten.

Basispunkte:
B 54 (40): *Ho-Punkt und Stoffwechselpunkt, der bei fast allen Hautaffektionen, Furunkulose, generalisierten Ekzemen usw. indiziert ist. Eventuell bluten lassen.*

MP 10: *Ebenfalls einer der führenden Punkte bei Hautkrankheiten, Urtikaria usw. Punktur: bis zu 3 Cun senkrecht oder schräg nach aufwärts.*

Punkte, je nach Symptomatik:
Bei Fieber: die schon mehrfach erwähnte Kombination Di 11 und LG 14 (13)
bei Kopfschmerzen: Taiyang, der Extraordinary point Nr. 2, auch P.a.M. 9, früher Point curieux Nr 17, in der Schläfengrube, 1 Cun okzipital von G 1 gelegen, der besonders bei Migräne aber auch bei Trigeminusneuralgien, Fazialisparesen, Zahnschmerzen usw. wirksam ist.

10. Furunkel

Diese werden durch eine Staphylokokkeninfektion der Haarfollikel und deren Talgdrüsen hervorgerufen. Sie treten hauptsächlich im Schädelbereich, im Gesicht und an den Extremitäten auf. Der Beginn ist zumeist eine kleine Pustel oder Blase mit tiefem Grund (Wurzel). Die Farbe kann rot oder purpurähnlich sein. Die Läsion ist durch lokal erhöhte Hauttemperatur und Schmerzhaftigkeit sowie durch eine harte Konsistenz charakterisiert.

Nach einigen Tagen kommt es zur eitrigen Einschmelzung, die Schmerzen lassen nach Abfluß des Eiters nach.

Wird jedoch der Furunkel gedrückt oder zu früh inzidiert, kann es zu Temperatursteigerung, allgemeiner Irritation, ja sogar zu zerebralen Reizerscheinungen mit Schwindel, Erbrechen und zur Ausbreitung der lokalen Infektion kommen.

Auch „geistige Trübung" und Konvulsionen können in schweren Fällen als Zeichen einer Septicämie auftreten.

Therapie:

Wähle lokale und distale Punkte. Dazu oberflächliche Punktur rund um den Furunkel.

Basispunkte:

Ah-Shi-Punkte, Lingtai = Du = LG 10, Shenzhu = LG 12.

Punkte, je nach Symptomatik:

Hohes Fieber: Dazhui = LG 14 (13), Hegu = Di 4.
schwere Fälle mit zerebralen Erscheinungen: Laogong = KS 8, Shenmen = H 7.

Bemerkung:

Behandle 1—2mal täglich, wähle jeweils 2—3 der obigen Punkte.
Lasse die Nadeln 15 Minuten liegen.
In schweren Fällen, wenn Allgemeinsymptome oder sogar eine Septikämie bestehen, ist unbedingt eine entsprechende Zusatztherapie einzuleiten!

Kommentar:

Bei dem oben erwähnten schweren mit Komplikationen und Allgemeinerscheinungen einhergehenden Krankheitsbild würden wir — immer auf Länder mit ausreichendem medizinischen Standard bezogen — d r i n g e n d von einer Akupunkturbehandlung a b r a t e n !

Die unkomplizierte Furunkolose (nach Diabetes mellitus fahnden!) aufgrund mangelnder Hygiene — Schmierinfektion — kann eine Indikation darstellen.

Basispunkte:
LG 10 (9): = *ling t'ai* = *„Monument der Seele" unter dem Dornfortsatz des 6. B.W. gelegen, galt in der Tradition als Spezialpunkt gegen asthmoide Bronchitis mit Rückenschmerzen, nach BISCHKO gegen Entwicklungsstörungen der Kinder.*
Punktur: 5 Fen-1 Cun, schräg leicht aufwärts.
LG 12 (11): *shen chu* = *„Säule des Körpers", unter dem 3. B.W.D. gelegen, war ein Spezialpunkt gegen Geisteskrankheiten mit der Nebenindikation Abszesse.*

Punkte, je nach Symptomatik:
Hohes Fieber:
Diesmal Di 4, LG 14 (13) aus der schon mehrmals hierfür angeführten Kombination Di 4, Di 11, LG 14 (13).

Zerebrale Erscheinungen:
KS 8: *Jong-Punkt, in der Mitte der Palma manus, wenn man eine Faust bilden läßt, zwischen den Spitzen des Mittel- und Ringfingers gelegen, wurde in der Tradition bei Kopfschmerzen, komatösen Zuständen, auch nach zerebralen Insulten, Krampfzuständen, Angstgefühl usw. verwendet.*
Punktur: 2—5 Fen senkrecht.
H 7: *Quellpunkt mit seiner Verbindung zu Dü 7, wird gegen Schlaflosigkeit, allgemeine Unruhe, Tachykardineigung, Energiemangel mit Frösteln und zur Beeinflussung der sogenannten „mentalen" Energie empfohlen.*

11. Akute Lymphangitis

Die akute Lymphangitis, im Volksmund auch „Rotstreifen-Furunkel" genannt, ist eine akute pyogene Infektion der Lymphbahnen, die gewöhnlich von einem Infektionsherd ausgeht.
Dabei können vom Sitz der Infektion ein oder mehrere rote Streifen zu den dazugehörigen Lymphknoten führen. Die Palpation ergibt einen härteren, gespannten Bereich in der erkrankten Region. Bei schweren Fällen können Schüttelfröste, Fieber und Allgemeinsymptome vorhanden sein.

Therapie:

Wähle lokale und Fernpunkte. An den Punkten soll eine kleine venöse Blutung evtl. mit einer Dreikantnadel hervorgerufen werden.

Basispunkte:

Quze = KS 3, Weizhong = B 40 (54), Shixuan = Extra 30 sowie entlang der roten Streifen in Abständen von je 2 Cun durch Punktur eine kleine Blutung hervorrufen.

Bemerkung:

Wenn erforderlich, sind zusätzlich traditionelle Medizinen oder Antibiotika zu verabreichen.

Kommentar:

Wir würden umgekehrt verfahren und zuerst Antibiotika verabreichen. Für die Akupunktur gilt das schon beim vorhergehenden Kapitel Gesagte.
Basispunkte:
KS 3: Ho-Punkt seines Meridians, knapp ulnar neben der Bizepssehne in der Mitte der Ellenbogenfalte gelegen, ist hier in seiner dermatologischen Indikation = Hautaffektionen allgemein und besonders im Kopf- und Nackenbereich eingesetzt.
Punktur: 1-2 Cun senkrecht.
Das Blutenlassen wird häufig bei Hauterkrankungen gefordert und kommt darüber hinaus einer Sedierung gleich.
B 40 (54): ebenfalls Ho- und auch Stoffwechselpunkt, wird fast immer bei Hautaffektionen eingesetzt.
Extra 30: die schon beschriebenen Punkte an den Fingerspitzen, die üblicherweise bei „krisenhaften Zuständen" eingesetzt werden. Auch an ihnen soll eine Blutung hervorgerufen werden. (Ähnliches Vorgehen wird auch bei einem Schlangenbiß in die Hand empfohlen!)
Die lokale Punktur in Abständen von je 2 Cun neben den affizierten Lymphbahnen, wobei eine Blutung hervorgerufen werden soll, haben wir in ähnlicher Form schon beim Erysipel und beim Furunkel kennengelernt.

12. Gewöhnliche Struma und Hyperthyreose

Die gewöhnliche Struma entsteht durch eine kompensatorische Hyperplasie der Thyreoidea, ausgelöst durch Jodmangel. Man findet sie zumeist bei der Bevölkerung von Hochplateaus und von Gebirgsregionen. Die Erscheinungen manifestieren sich in einer Vergrößerung des Halses durch beide Thyreoideaseitenlappen, die diffus vergrößert sind, dabei weich und unempfindlich. Im fortgeschrittenen Stadium können Knoten von variabler Größe getastet werden. Bei schweren Fällen treten dadurch Trachealeinengung mit erschwerter Atmung, trockener Husten, Heiserkeit usw. auf. Die Hyperthyreose wird durch eine Hypersekretion der Thyreoidea infolge einer Störung der übergeordneten Zentren des ZNS hervorgerufen.

Symptome und Anzeichen: Reizbarkeit, Tachykardie, profuse Schweißausbrüche, Heißhunger, Exophthalmus, Fingertremor, dazu Vergrößerung der Schilddrüse mit Schwirren und einer tastbaren Pulsation.

Therapie:

Verwende lokale und distale Punkte. Gib mittelstarke Stimulierung. Das Pflaumenhämmerchen kann zusätzlich lokal angewendet werden.

Basispunkte:

Renying = M 9, Neiguan = KS 6, Sanyinjiao = MP 6, Hegu = Di 4, Nachui = 3 E 13.

Punkte, je nach Symptomatik:

Heiserkeit, Tianrong = Dü 17, Tiantu = Ren = KG 22.
trockener Husten: Lieque = Lu 7, Zhaohai = N 6.

Bemerkung:

Der Patient soll aufrecht oder mit zurückgeneigtem Kopf sitzen, nun appliziert man 1—2 Nadeln in beide Seiten der Thyreoidea, wobei man die Nadelspitzen nach abwärts und zum Zentrum der Drüse richtet.
Erst dann soll man die distalen Punkte stechen.
Behandle 1mal täglich oder jeden 2. Tag. 10 Behandlungen hintereinander bilden einen Zyklus.

Kommentar:

Die gleichartige Therapie von zwei völlig differenten Funktionsstörungen erscheint problematisch. Sie wäre bei Mischformen mit Hyperplasie des Gefäßapparates und des Bindegewebes am ehesten anwendbar.

Wir glauben jedoch nicht, daß eine Struma fibrosa partim calcarea mit inspiratorischem Stridor und Tracheomalaziezeichen ähnlich wie eine Basedow-Struma behandelt werden kann.

Gerade die Basedow-Struma ist gegen Manipulationen sehr empfindlich und kann mit einer thyreotoxischen Krise schwerste Komplikation hervorrufen.

Sogenannte thyreogene Dystonien bei Adoleszenten oder im Klimakterium auftretend, ohne sonstige pathologische thyreotoxische Begleiterscheinungen, können ohne Risiko mit Akupunktur behandelt werden.

Basispunkte:
M 9: *ist bei nach hinten gebeugtem Kopf, am Vorderrand des M. sternocleidomastoideus, seitlich des Oberrandes des Adamsapfels über der A. carotis gelegen.*
In der Tradition ein wichtiger diagnostischer Punkt zur Examinierung der Pulsation an der A. carotis communis.
Indikationen: Heiserkeit, Dysphagie, Hilfspunkt bei Asthma.
Punktur: 1—1$^1/_2$ Cun senkrecht. Cave arteriam!
KS 6: *ebenfalls gegen Hustenreiz, Laryngitis-Pharyngitis, aber auch gegen Tachykardieneigung und Neurasthenie eingesetzt.*
MP 6: *unterstützt die hormonelle und kreislaufregulierende Wirkung des KS 6 und hat ebenfalls Einfluß auf neurasthenische Zustände, klimakterische Dystonien usw.*
Di 4: *eine weitere Einflußnahme auf den Halsbereich — Heiserkeit, Laryngitis — Pharyngitis usw. und wiederum gegen neurasthenische Zustandsbilder.*
3 E 13: *ein bei uns relativ selten verwendeter Punkt, ist ein Reunionspunkt mit dem außergewöhnlichen Gefäß Yang Oe. Er liegt in einer deutlichen Vertiefung, am hinteren Rand des M. deltoideus, 3 Cun unter 3 E 14.*
Indikationen: Schmerzen und Schwellungen im Nacken- und Schulterbereich. Adenitis cervikalis.

Punkte je nach Symptomatik:
Heiserkeit:
Dü 17: *Reunionspunkt mit dem Gallenblasen-Meridian, liegt unter dem Ohrläppchen in Höhe des Unterkieferwinkels, am Vorderrand der Ansatzsehne des M. sterno-cleidomastoideus.*
Indikationen: Heiserkeit, Aphasie, Tonsillitis, lokal bedingte Atembeschwerden. Punktur: senkrecht bis 1$^1/_2$ Cun.

trockener Husten:
Lu 7: *Durchgangspunkt zu Di 4, Kardinalpunkt, Hauptpunkt gegen alle Stauungen, regiert nach der Tradition den Kopf- und Halsbereich sowie alles Geschehen des Respirationsapparates.*

N 6: *der im Paar zugehörige Kardinalpunkt (Lu 7 zur Aktivierung des Jenn Mo, N 6 zur Aktivierung des Yin Tsiao Mo). Beide Punkte werden vorwiegend gegen chronische Leiden, hier gegen chronische Katarrhe, Husten, asthmoide Beschwerden usw. eingesetzt.*
Wir würden daher raten, Lu 7 als ersten Punkt der geplanten Punktekombination zu punktieren, und diese mit N 6 abzuschließen.

13. Hämorrhoiden

Hämorrhoiden können durch chronische Obstipation entstehen oder durch Abflußbehinderung der Hämorrhoidalvenen, was zu Varikositäten führen kann. Sie können äußerlich oder innen auftreten, jene distal der Haut-Schleimhautgrenze sind als äußere, diejenigen die proximal dieser Grenze lokalisiert sind, als innere Hämorrhoiden zu bezeichnen. Die inneren Hämorrhoiden neigen zu Fissuren mit Blutungen und werden manchmal bei der Defäkation nach außen gedrückt, wobei ein Strangulationsschmerz entsteht. Die äußeren Hämorrhoiden neigen zur Thrombosierung mit Knotenbildung. Es besteht dann ein länger dauernder Schmerz, der durch den Stuhlgang verstärkt wird. Äußere Hämorrhoiden sind durch Inspektion leicht zu diagnostizieren.

Therapie:

Wähle Punkte des Blasen-Meridians als Hauptpunkte.
Gib starke Stimulierung.

Basispunkte:

Ciliao = B 32, Baihuanshu = B 30, Chengshan = B 57, Changqiang = LG 1

Punkte, je nach Symptomatik:

Obstipation: Dachangshu = B 25, Zhigou = 3 E 6.

Bemerkung:

Behandle täglich oder jeden 2. Tag.
Belasse die Nadeln 15—20 Minuten.
Außer der Akupunktur sind Medizinalsitzbäder indiziert. Wenn erforderlich, chirurgische Therapie.

Kommentar:

Die Akupunktur kann natürlich keineswegs die genetisch und hormonell bedingte Bindegewebsschwäche beseitigen. Es wird daher notwendig sein, etwaige Sekundärursachen wie Fehlernährung, chronische Stuhlverhaltung usw. zu beseitigen, wobei gerade bei letzterer Ursache Teilerfolge zu erzielen sind.

Basispunkte:
Auch bei diesem Programm sehen wir, daß die neuere chinesische Literatur B 32 = Ciliao anstatt des uns geläufigeren Punktes B 31 = Shanliao an-

gibt. Nun die Indikationen sind dieselben, die Wirkung geht im gegebenen Fall vom hormonellen Einfluß des Punktes aus.

B 30: *Baihuanshu = „Zustimmungspunkt des weißen Gürtels" gilt als wichtiger Punkt für gynäkologische Erkrankungen und für Obstipation.*

B 57: *ist ein Spezialpunkt gegen turgeszente Hämorrhoiden.*

Obstipation:

3 E 6: *bei uns ebenfalls relativ selten verwendet, 1 Cun oberhalb vom allgemein bekannten 3 E 5 lokalisiert, scheint in allen neueren Programmen gegen Obstipation auf und wird gemeinsam mit dem Alarmpunkt des Dickdarms = B 25 eingesetzt.*

14. Prolaps des Rektums

Darunter versteht man den Vorfall der Analschleimhaut oder den Vorfall von Anteilen des Rektums außerhalb des Anus.

Im Frühstadium tritt der Vorfall nur nach dem Stuhlgang auf, aber bei schweren Fällen kann dies bei jedem stärkeren abdominalen Pressen oder nach energischen Bewegungen der Fall sein.

Therapie:

Wähle Punkte des Nieren-Meridians und des Lenkergefäßes. Gib mittelstarke Stimulierung. Auch Moxibustion hat eine günstige Wirkung.

Basispunkte:

Baihui = Du = LG 20, Changqiang = LG 1, Zusanli = M 36, Sanyinjiao = MP 6, Qihai = N 6, Shenjue = Ren = KG 8.
Verwende Moxibustion an den beiden letzten Punkten.

Bemerkung:

Behandle täglich oder jeden 2. Tag. Belasse die Nadeln 15—20 Minuten. Kombiniere mit oraler Medikation chinesischer Drogen.
Wenn erforderlich, operatives Vorgehen.

Kommentar:

Die Akupunktur ist sicher nur im Frühstadium sinnvoll einsetzbar.

Basispunkte:
LG 20: Seine anatomische Lage entspricht etwa den obersten Anteilen des Gyrus praecentralis mit seinen motorischen Reizarealen an der Umschlagstelle in die Incisura interhemisphärica für die Sphinkterfunktion. Daher wird diese Indikation, die schon in der Tradition immer wieder aufscheint, bei dem obigen Krankheitsbild verständlich.
LG 1: chang ch'iang = „Zuwachs der Kraft", ein Reunionspunkt mit dem KG und dem Nieren-Meridian, in der Mitte zwischen Steißbeinspitze und Anus gelegen, hatte ebenfalls schon immer die Indikationen: Hämorrhoiden, Analprolaps.
Punktur: 5 Fen – 1 Cun, schräg, leicht nach aufwärts.
M 36: wird hier vorwiegend gegen Obstipation und Meteorismus eingesetzt.
MP 6: Reunionspunkt der 3 Yin-Meridiane des Fußes, hier gegen Bindegewebsschwäche, Inkontinenz und allgemein gegen Verdauungsstörungen.
N 6: der Kardinalpunkt zur Einschaltung des außergewöhnlichen Gefäßes Yin Tsiao Mo, zugleich ein Stoffwechselpunkt hat ebenfalls Wirkung

bei Deszensusbeschwerden, bei entzündeten und blutenden Hämorrhoiden und bei chronischen Verdauungsstörungen.
Punktur: 5 Fen - 1 Cun senkrecht, auch Moxibustion empfohlen.
    KG 8: ein Punkt den wir praktisch nie verwenden, weil er im Zentrum des Nabels gelegen ist, wird in China häufig mit Moxibustion, zumeist auf Kochsalz oder Meersalzgrundlage gegen abdominelle Schmerzen, Verdauungsstörungen mit Krämpfen und gegen Analprolaps sowie zur Steigerung der allgemeinen Energie verwendet.

15. Urtikaria

Unter Urtikaria versteht man eine allergische Erkrankung, allgemein als Hautausschlag oder Nesselausschlag bekannt.
Hierfür können unzählige Ursachen verantwortlich sein, wie Überempfindlichkeit gegen Nahrungsmittel oder Medikamente, Askariasis usw.
Die Erkrankung beginnt spontan mit Bläschen verschiedener Größe und intensivem Juckreiz. Ebenso rasch wie sie aufgetreten sind, verschwinden die Erscheinungen wieder.
Bei chronischen Fällen kann man häufig Rezidive beobachten.

Therapie:

Wähle Punkte des Leber- und MP-Meridians. Gib mittelstarke Stimulierung.

Basispunkte:

Zhanmen = Le 13, Qimen = Le 14, Xungjian = Le 2, Sanyinjiao = MP 6, Zusanli = M 36.

Bemerkung:

Behandle 1mal täglich. Belasse die Nadeln 15—20 Minuten.
Ein tiefer Stich mit nach abwärts gerichteter Nadel kann am Punkt Xuehai = MP 10 erfolgen, wobei das De-Qi-Gefühl zur Basis des Femurs ausstrahlen soll.

Kommentar:

Bei prädisponierten Personen ist eine möglichst genaue Anamnese zu erheben, um unliebsame schwere Zwischenfälle z. B. bei Penizillin- oder Kontrastmittelallergie zu vermeiden.
Urtikariarezidive können nur vermieden werden, wenn man die Ursachen kennt.
Basispunkte:
Le 13: Alarmpunkt des Funktionskreises Milz-Pankreas und zugleich Stoffwechselpunkt sowie Reunionspunkt mit dem G-Meridian ist besonders bei Ursachen von Seiten der Verdauungsorgane antitoxisch wirksam.
Le 14: der Alarmpunkt der Leber und Reunionspunkt mit dem MP-Meridian und dem außergewöhnlichen Gefäß Yin Oe, verstärkt durch die Förderung der Leberfunktion die Wirkung von Le 13.
Le 2: der spasmolytisch wirkende Sedativpunkt hilft beiden obigen Punkten und agiert gleichzeitig gegen ein evtl. Durstgefühl und den Pruritus.

MP 6: *zusätzlich MP 10 verstärkt Le 13 und Le 14.*

M 36: *wird häufig unterstützend bei allen Hauterkrankungen gegeben.*

Das Fehlen des Lungen- und Dickdarm-Meridians (hautbezüglich) fällt bei obiger Kombination auf, ebenso werden keine kortikotropen Punkte eingesetzt.

Teil III

Gynäkologische und geburtshilfliche Erkrankungen

1. Menstruationsirregularität, Amenorrhö

Die Menstruationsirregularität ist auf eine ovarielle Dysfunktion zurückzuführen, wobei es zu Störungen im Menstruationszyklus kommt,
was auch als menstruelle Dysfunktion bezeichnet wird.
Dabei bestehen neben einer Irregularität des Menstruationszyklus
entweder exzessive oder nur spärliche Blutungen, von langer oder ver-
kürzter Dauer gegenüber der Norm. Die Farbe des Blutes ist zu dunkel
oder zu licht usw.
Die Amenorrhö hat ihre Ursachen in einer Störung der endokrinen
Funktionen, häufig als Folge schwerer chronischer Leiden, wie Lungen-
tuberkulose, Anämie, Unter- oder Fehlernährung, Hypoplasie der Ge-
bärmutter, Tuberkulose der inneren Genitalien usw.

Therapie:

Wähle Punkte des MP-Meridians und des Konzeptionsgefäßes als
Hauptpunkte und gib mittelstarke Stimulierung.
Auch Moxibustion kann angewendet werden.

Basispunkte:

Sanyinjiao = MP 6, Ganshu = B 18, Xuehai = MP 10, Qihai = N 6,
Guanyuan = Ren = KG 4

Punkte, je nach Symptomatik:

Exzessive Blutungen: Yinbai = MP 1 — Moxibustion!
Rückenschmerzen: Ciliao = B 32 — punktieren und mit dem „Pflaumenblütenhämmerchen" die Lumbo-Sakralregion reizen.

Bemerkung:

Behandle täglich oder jeden 2. Tag. Belasse die Nadeln 15—20 Minuten.
Die vorstehend angeführten Punkte sind auch bei Menorrhagie indiziert.

Kommentar:

*Wenn wir bei der Amenorrhö als Folge schwerer chronischer Erkran-
kungen die Akupunktur nur als reine Hilfstherapie in sehr eingeschränktem
Maß gelten lassen, so bezieht sich das nicht nur auf unsere Verhältnisse.
Denn schon in der Tradition hieß es: Wenn keine Energie vorhanden ist,
kann man diese auch nicht lenken. Man muß zuerst die Energie heben, be-
vor die Akupunktur sinnvoll eingesetzt werden kann.*

Basispunkte:

MP 6: *wird auch mit einem Beinamen „Herr des Blutes" genannt, wegen seiner durchblutungsregulierenden Wirkung, insbesondere der Organe des kleinen Beckens. Der Punkt gilt deshalb als vorzüglich geeignet gegen Menstruationsstörungen = Dysmenorrhö, Hypermenorrhö, Amenorrhö, aber auch gegen Reizzustände im Bereich des weiblichen inneren Genitales, Fluor usw.*
Er wirkt außerdem gegen Angstgefühl, prämenstruelles Spannungsgefühl, präklimakterische Beschwerden usw.

B 18: *der Zustimmungspunkt der Leber wird häufig zur allgemeinen Kräftigung bei Mangelzuständen, Anämien usw. aber auch gegen neurasthenische Zustände eingesetzt.*

MP 10: *hsüeh hai = „Meer des Blutes" ist einer der führenden Punkte gegen funktionelle Uterusblutungen und Menstruationsstörungen sowie gegen pelveo-peritoneale Reizzustände.*

N 6: *Stoffwechsel- und Kardinalpunkt, gegen Regelstörungen, Fluor, Deszensusbeschwerden, sexuelle Mangelzustände, Neurasthenie.*

KG 4: *kuan yüan = „Tor der Lebenskraft", der Alarmpunkt des Dünndarm-Meridians, ist gleichzeitig ein Reunionspunkt der Yin-Meridiane des Fußes. Er gilt ebenfalls als führender Punkt gegen Menstruationsirregularität, Dysmenorrhö, pelveo-peritoneale Reizzustände, aber auch gegen Leere und Erschöpfungszustände.*
Nach der Tradition soll er während einer Schwangerschaft nicht verwendet werden.
Ansonsten Punktur bis 2 Cun senkrecht, je nach Stärke der Bauchdecken. Moxibustion zur Reizverstärkung empfohlen.

Punkte, je nach Symptomatik:
Bei exzessiven Blutungen:
MP 1: *ist einer der Spezialpunkte gegen Hypermenorrhö, sogar gegen Ohnmachtsneigung wirkend. Moxa bis 3mal täglich.*
Rückenschmerzen:
B 32: *wird in der neueren chinesischen Literatur häufiger, aber mit denselben Indikationen wie B 31 verwendet. Hier lokoregional gegen Kreuzschmerzen, neuralgieforme Schmerzen mit Kälteempfindlichkeit, wie auch der Vorschlag, die Zone mit dem Pflaumenhämmerchen zu „bearbeiten" zeigt.*

2. Entzündliche Erkrankungen des kleinen Beckens

Die entzündlichen Erkrankungen im Beckenraum schließen jene der dort befindlichen Organe und Gewebe ein.

Die klinischen Symptome äußern sich in Schmerzen im Unterbauch und bei fortgeschrittenen Fällen kann eine Resistenz palpiert werden. Als Begleiterscheinungen können eine Menstruationsirregularität, eiterähnlicher Fluor, Rückenschmerzen usw. beobachtet werden. Bei akuten Fällen außerdem Schüttelfröste, Fieber, Kopfschmerzen usw.

Die gynäkologische Untersuchung ergibt: Schmerzen bei der Zervixpalpation, ebenso Empfindlichkeit des Corpus uteri sowie auf den Unterbauch beschränkte Druckempfindlichkeit mit Auslassungsschmerz.

Therapie:

Verwende lokale Punkte und Punkte je nach den Symptomen. Gib mittelstarke Stimulierung. Moxibustion ist ebenfalls angezeigt.

Basispunkte:

Guanyuan = Ren = KG 4, Guilai = M 29, Sanyinliao = MP 6, Shangliao = B 31, Ciliao = B 32, Zhogliao = B 33, Xialiao = B 34.

Punkte, je nach Symptomatik:

Leukorrhö : Daimai = G 26.
Rückenschmerzen: Shenshu = B 23.

Bemerkung:

Behandle täglich oder jeden 2. Tag. Belasse die Nadeln 15—20 Minuten. Bei akuten Fällen ist entsprechende medikamentöse Behandlung zusätzlich unbedingt erforderlich!

Kommentar:

Der Kommentator muß sich, wenn er die Beschreibung der vorstehenden Krankheitsbilder liest, so wie der Leser immer wieder vor Augen halten, daß z. B. in den Ländern der 3. Welt die Akupunktur mangels anderer medizinischer Möglichkeiten auch bei diesen Krankheitsbildern ihre Berechtigung hat.

Basispunkte:
KG 4: Reunionspunkt der Yin-Meridiane des Fußes (MP, Le, N), Alarmpunkt des Dünndarms, hier gegen Pelveoperitonitis, Leukorrhagie, Dysmenorrhö, Menstruationsirregularität, Dysurie, Zystitis und Urethritis eingesetzt.

M 29: *nach der Tradition ein Spezialpunkt für die Genitalien, 2 Cun lateral von KG 3 gelegen, gegen Adnexitis, Parametritis, Endometritis, Menstruationsstörungen aus „Uterusschwäche".*

B 31: *„Meisterpunkt" gegen klimakterische Beschwerden mit seiner hormonellen eutonisierenden Wirkung und gleichzeitig zur Bekämpfung der häufig bestehenden Kreuzschmerzen, auch auf dem psychomatischen Sektor, bei Frauen, die ihren Widerstand gegen die Plagen und Mühen ihrer Überforderung aufgegeben haben.*

B 32, B 33, B 34: *mit ähnlichen Indikationen.*

MP 6: *einer der wichtigsten Punkte bei Erkrankungen des inneren Genitales, einschließlich pelveoperitonitischer Reizzustände.*

Punkte, je nach Symptomatik:

Leukorrhö:

G 26: *trägt nicht umsonst den Namen des außergewöhnlichen Gefäßes Tai Mo = „Gürtelgefäß" und ist auch ein Punkt dieser „Bauchspirale" (BISCHKO) und als solcher ein Spezialpunkt gegen gynäkologische Affektionen.*

Rückenschmerzen:

B 23: *Zustimmungspunkt der Nieren und Nebennieren, 1¹/₂ Cun lateral des Unterrandes des 2. L.W.D., hat außer seiner lokoregionalen Wirkung auch Einfluß auf Reizzustände im kleinen Becken und durch seine hormonelle Komponente auf Zyklusstörungen und allgemeine Schwächezustände.*

3. Uterusprolaps

Der Prolapsus uteri wird in der Hauptsache durch Erschlaffung und Überdehnung der uterinen Halteligamente oder durch zu frühzeitige Wiederaufnahme schwerer körperlicher Arbeit nach einer Entbindung bzw. durch große Asthenie verursacht.

Es gibt 3 Stadien dieser Erkrankung:

a) Der Uterus ist deszendiert, aber die Zervix befindet sich noch im Vaginalrohr.

b) Zervix und Portio sind außerhalb der Vagina prolabiert.

c) Der Uterus ist komplett aus der Vagina prolabiert.

Dabei kann eine lokale Infektion und Erosinen bestehen.

Symptome: Die Patientinnen verspüren die Empfindung eines Zuges nach unten zur Region der Vulva, aus der bei schwerer Arbeit eine deutliche Masse hervortritt. In leichten Fällen zieht sich der Uterus in Ruhestellung wieder zurück.

Rückenschmerzen, Harninkontinenz und Schwierigkeiten bei der Defäkation sind häufige Begleitsymptome.

Therapie:

Gib mittlere bis starke Stimulierung.

Basispunkte:

Weibao = Extra 15, Sanyinjiao = MP 6, Qihai = KG 6 — soll gemoxt werden!

Baihu = LG 20, Shangliao = B 31, Ciliao = B 32, Zhongliao = B 33, Xialiao = B 34 — moxen! Zusanli = M 36.

Bemerkung:

Behandle täglich oder jeden 2. Tag, belasse die Nadeln 15—20 Minuten.

Kommentar:

Wie schon bei manchen vorher beschriebenen Krankheitsbildern, bei denen eine Akupunkturbehandlung nach westlichen Kriterien zumindest fragwürdig in ihrer Wirkung erscheint, muß hier — um uns nicht der Lächerlichkeit auszusetzen, betont werden, daß nur bei leichten Deszensusbeschwerden vnd deren Begleitsymptomen, wie Harninkontinenz beim Pressen oder Husten sowie Kreuzschmerzen, Aussichten auf Besserung bestehen. Bestenfalls können noch sexuelle Versagenszustände und deren psychische Rückwirkungen beeinflußt werden.

Basispunkte:

Extra 15: *4 Cun seitlich, von KG 4 in der Leistengegend gelegen, soll gegen Uterusprolaps schräg 1½—3 Cun in Richtung nach unten punktiert werden. Dabei soll das „Nadelgefühl" zu den Genitalien hin ausstrahlen.*

MP 6: *ist uns bereits als Spezialpunkt gegen alle Genitalerkrankungen zur Genüge bekannt.*

KG 6: *das „Meer der Energie" wird hier mit Moxibustion gegen Descensus uteri eingesetzt.*

LG 20: *siehe unter C 14. Rektalprolaps.*

B 31, B 32, B 33, B 34: *sollen sowohl hormonell, als auch gegen Descensus uteri wirken, wobei die Moxibustion als Reizverstärkung gedacht ist.*

M 36: *psychisch sowie gegen Obstipation und Harninkontinenz.*

4. Abnorme morgendliche Übelkeit

Diese Erscheinung findet man häufig bei Schwangeren in den ersten 3 Monaten. Dazu kann Übelkeit, Appetitlosigkeit, Verlangen nach sauren Speisen und morgendliches Erbrechen auftreten.

Dies sind an und für sich normale Erscheinungen, nur wenn das Erbrechen exzessiv wird, die Aufnahme der Nahrung unmöglich macht und dadurch die Gesundheit der Schwangeren gefährdet, besteht ein pathologischer Zustand, der Maßnahmen zur Verhinderung einer Dehydration oder Azidosis notwendig macht.

Therapie:

Milde bis mittelstarke Stimulierung.

Basispunkte:

Neiguan = KS 6, Zusanli = M 36.

Bemerkung:

Behandle 1—2mal täglich und belasse die Nadeln 15—20 Minuten.

Kommentar:

Das in den ersten Schwangerschaftsmonaten zu den Gestosen zählende Krankheitsbild der Emesis gravidarum ist mit einer Störung des vegetativen Nervensystems vergesellschaftet und verläuft zumeist ohne stärkere Beeinträchtigung des Allgemeinbefindens.

Es ergeben sich allerdings fließende Übergänge zur Hyperemesis, wobei in schweren Fällen unstillbares Erbrechen ohne vorhergehende Nahrungsaufnahme erfolgt, dessen Ursachen nicht geklärt sind, wenn auch in vielen Fällen psychische Faktoren eine Rolle spielen dürften.
Differentialdiagnose: Magen-Darm-Erkrankungen, Subileus, Enzephalopathien, Nephropathien usw. ausschließen!

Basispunkte:
KS 6: Durchgangspunkt zu 3 E 4, Kardinalpunkt für Yin Oe, hier gegen Singultus, Übelkeit, Erbrechen, Magenschmerzen, Hysterie und natürlich mit seiner kreislaufregulierenden Wirkung sowie seiner hormonellen auf die Genitalsphäre.
M 36: gegen Appetitlosigkeit, Übelkeit, Magenneurose, Dyspepsie, gegen sauren oder bitteren Mundgeschmack und gegen nervöse Reizbarkeit. Die vorgeschlagene Behandlung erscheint uns trotz des Einsatzes von 2 führenden Punkten, wobei KS 6 als Kardinalpunkt verwendet wird, etwas karg.

5. Komplizierte Fetusposition

Darunter versteht man ungeeignete Positionen des Fetus in utero, wie Steiß- und Querlage. Diese Positionen sind besonders bei Mehrgebärenden und bei Frauen mit ausgesprochen schwacher Bauchmuskulatur häufig. Die Patientin selbst hat dadurch keinerlei Beschwerden und die Diagnose kann nur gelegentlich einer geburtshilflichen Untersuchung gestellt werden.

Therapie:

Nur Moxibustion ist zweckmäßig!

Basispunkte:

Zhiyin = B 67.
Appliziere Moxa (moxa-stick) 30 Minuten lang, jeden Tag, bis die fetale Position sich normalisiert hat.
Während der Therapie soll evtl. beengende Kleidung abgelegt werden!

Kommentar:

Es fehlen entsprechende Beobachtungen im Westen, obwohl auch bei uns der Punkt B 67 vor allem von Landpraktikern mit Akupunkturkenntnissen zur Geburtserleichterung bei schweren Geburten und bei verzögerter Plazentalösung mit Erfolg angewendet wurde.

Ob sich die Kindesposition durch den verstärkten Reiz der Moxibustion an B 67 ändern läßt, ist zumindest fraglich.

6. Verzögerter Geburtsverlauf

Darunter versteht man die Verzögerung der Entbindung mit Beeinträchtigung der Austreibungsperiode. Die Ursachen liegen zumeist in zu geringen und zu langsamen Kontraktionen des Uterus. Die Akupunktur kann den Geburtsverlauf durch Anregung der Kontraktionen beschleunigen.

Therapie:

Wähle Punkte jener Meridiane, die entsprechend verlaufen. Gib mittelstarke Stimulierung.

Basispunkte:

Sanyinjiao = MP 6, Taichong = Le 3, Shanliao = B 31, Ciliao = B 32, Hegu = Di 4
Manipuliere die Nadeln ununterbrochen durch 15—20 Minuten.

Kommentar:

Die klinischen Beobachtungen von KUBISTA und KUCERA an der I. Wiener Universitäts-Frauenklinik bestätigen, daß der Geburtsverlauf durch Akupunktur bis zur Hälfte der erfahrungsgemäßen Dauer beschleunigt werden kann.

Basispunkte:
MP 6: *hier zur Wehenanregung (daher in der Tradition bei Frühgravidität kontraindiziert) wird auch zur Beschleunigung der Fruchtausstoßung beim Abortus eingesetzt.*

Le 3: *der Quellpunkt steht in Verbindung zu G 37 und soll seine entkrampfende Wirkung unter Beweis stellen.*

B 31 und B 32: *wirken einerseits wehenfördernd, haben andererseits z. B. bei elektrischer Stimulation hypalgetische Wirkung. (N.B.: Bei Entbindung in Rückenlage, durch ihre Lokalisation schwierig).*

Di 4: *Verbindung zu Lu 7, wirkt hier über die Anregung der Darmperistaltik auf die Wehentätigkeit, weswegen er in der Tradition ebenfalls zu den bei Graviden verbotenen Punkten gehörte. In Kombination mit Le 3 jedoch auch psychisch sedierend.*

7. Stillschwierigkeiten — Milchmangel

Wenn innerhalb 48 Stunden nach der Entbindung keine Vergrößerung der Brust auftritt oder die Milchmenge das Neugeborene nicht sät-
tigen kann, dann spricht man von Milchmangel.

Die Gründe können in einer Asthenie, Anorexie, emotionellen Streß
oder falschen Stillversuchen liegen.

Therapie:

Wähle Punkte der entsprechenden Meridianverläufe.
Gib mittelstarke Stimulierung. Moxibustion kann ebenso vorteilhaft
sein.

Basispunkte:

Shanzhong = Ren = KG 17, Rugen = M 18, Jiquan = H 1, Shaoze =
Dü 1, Zusanli = M 36.
Am KG 17 dirigiere die Nadel seitlich nach unten gegen die Mamma
und am M 18 richte die Nadel horizontal nach aufwärts. Das De Qi soll
in die Brust ausstrahlen.

Bemerkung:

Behandle 1—2mal täglich. Appliziere Moxa an den oben beschriebenen
beiden Punkten für 15—20 Minuten.

Kommentar:

*Nach Lage der Dinge ist die geforderte Punktur möglich, die Moxibu-
stion in ihrer Originalform an M 18 aber zumindest problematisch. Schon
die Punktur von H 1, in der Mitte der Axilla, medial von der A. axillaris
gelegen mit der geforderten Tiefe von 1 Cun ist schwierig.*

*Dü 1: Ting-Punkt, Ausgangspunkt für den tendino-muskulären Dünn-
darm-Meridian hat wie H 1 die Indikationen: Mastitis, Muttermilchmangel.*

*M 36: wurde schon, wie auch KG 17 und M 18 bei der Indikation Masti-
tis beschrieben.*

Teil IV

Pädiatrische Erkrankungen

1. Keuchhusten

Der Keuchhusten ist eine der üblichen Kinderkrankheiten, hervorgerufen durch Hemophililus pertussis.
Zu Beginn der Erkrankung treten die Erscheinungen in den oberen Abschnitten des Respirationstraktes auf, 6—7 Tage später folgen paroxysmale Hustenanfälle, die in kurzen Abständen auftreten, wobei am Ende eines Anfalles ein typischer inspiratorischer krähender Schrei ausgestoßen wird, der häufig mit Erbrechen einhergeht.
Die kleinen Patienten haben ein gequollenes Gesicht mit periorbitaler Schwellung. Leukozytose und Lymphozytose sind in etwa der Hälfte der Fälle nachweisbar.
Gelegentlich kann das Krankheitsbild durch eine Pneumonie oder Enzephalitis kompliziert werden.

Therapie:

Wähle lokale und distale Punkte und appliziere Schröpfköpfe.
Mittlere oder starke Stimulierung ist erforderlich.

Basispunkte:

Dingchuan = Extra 17, Fenglong = M 40, Feishu = B 13, Chize = Lu 5.

Punkte, je nach Symptomatik:

Erbrechen: Neiguan = KS 6.
Sanguinolentes Sputum: Kongzui = Lu 6

Bemerkung:
Behandle täglich, lasse die Nadeln 5—10 Minuten oder entferne sie kurz nach der Punktur.
Bei eintretender Besserung reduziere die Stärke der Stimulierung und behandle jeden 2. Tag.

Kommentar:

Der durch den Bazillus BORDET-GENGOU hervorgerufene Krampfhusten zählt, da keine angeborene Immunität besteht, noch immer zu den gefährlichsten Infektionskrankheiten des Säuglingsalters, besonders dann, wenn als Komplikationen eine meist sulfonamidresistente Pertussispneumonie oder enzephalitische Erscheinungen aufgetreten sind (siehe oben). Die Behandlung mit geeigneten Antibiotizis, schleimlösenden und antitussiven Mitteln plus Freiluftaufenthalt hat unbedingt Vorrang, um so mehr als das Pertussishyperimmunserum nicht immer die erwartete Wirkung zeigt.

Basispunkte:

Extra 17: *Dingchuan = Neupunkt 45 = Asthmapunkt = LG 14 -01, gehört, da er ¹/₂ Cun lateral von LG 14 (13) gelegen ist, zu dessen Satellitenpunkten. Man könnte die Punkte auch als eine Art Hua-Tuo-Punkte klassifizieren, weil sie bei Kindern unter 6 Jahren und bei akuten Stadien von Erkrankungen besondere Wirksamkeit haben sollen.*
Indikationen: Asthma bronchiale, Krampfhusten.
Punktur: ¹/₂ Fen, etwas schräg in Richtung LG.

M 40: *Durchgangspunkt mit Verbindung zu MP 3, mit den Indikationen schweres Asthma, das den Schlaf behindert, wird zur Förderung der Expektoration eingesetzt, mit Nebenwirkungen auch auf einen evtl. Glottiskrampf und allgemeine Unruhe.*
Punktur: 1 Cun schräg, etwa nach medial.

B 13: *Zustimmungspunkt für die Lunge, dient zur Beeinflussung aller Affektionen des Respirationstraktes. Er ist nach PINET einer der Anti-Histaminpunkte.*

Lu 5: *HO-Punkt seines Meridians und zugleich Sedativpunkt, ist besonders bei nächtlichem Husten und Atembeschwerden wirksam. (Maximalzeit der Lunge = 3.00—5.00 Uhr früh.)*

Punkte, je nach Symptomatik:
Erbrechen:

KS 6: *wird immer wieder bei der Indikation Erbrechen, Übelkeit (häufig mit KG 12) verwendet.*

Sanguinolentes Sputum:

Lu 6: *= k'ung tsui, ist der Tsri- = Xi-Punkt seines Meridians, über den nach der Tradition „Energieblockierungen" beseitigt werden können.*
Seine Lokalisation: Auf einer gedachten Verbindungslinie zwischen Lu 5 und Lu 9, 5 Cun distal der Ellenbogenquerfalte. Indikationen: Asthmoide Bronchitis, unterstützend zum Schweißtreiben bei fieberhaften Krankheiten.
Punktur: 3 Fen — 1 Cun senkrecht.

2. Infantile Unter- bzw. Fehlernährung

Sie kann als Syndrom angesehen werden, das durch zahlreiche chronische Erkrankungen, wie Verdauungsstörungen, Unter- und Fehlernährung, Intestinalparasiten oder chronische auszehrende Krankheiten verursacht werden kann. Klinische Zeichen: Beginn mit Appetitlosigkeit, erhöhte Temperatur am Nachmittag, geblähtes Abdomen, Blässe, reduzierter AZ und EZ, Launenhaftigkeit, Unruhe, Verstopfung oder Durchfälle usw.

Bei schweren Fällen deutliche Druckempfindlichkeit, Spannung des Abdomens, Haarausfall, abnorme Blässe, Apathie, retardierte Entwicklung.

Therapie:

Mittlere Stimulierungsstärke.

Basispunkte:

Sifeng = Extra 29, Pishu = B 20, Weishu = B 21, Tianshu = M 25, Zusanli = M 36.

Punkte, je nach Symptomatik:

Erbrechen: Neiguan = KS 6.
Bauchschmerzen = Qihai = Ren = KG 6.
Gespanntes, geblähtes Abdomen: Gungsun = MP 4.
Fieber am Nachmittag: Dazhui = LG 14 (13), Sanyinjiao = MP 6.

Bemerkung:

Behandle täglich oder jeden 2. Tag, belasse die Nadeln 5—10 Minuten. Am Punkt Sifeng = Extra 29 Stich mit der Fadennadel oder mit der Dreikantnadel und Auspressen von gelbem Gewebssekret.

Kommentar:

Das obige Krankheitsbild kommt auch in unseren Breiten in seiner akuten Form = Dyspepsie und/oder Intoxikation relativ häufig vor.

Die chronischen und schweren Formen der Dystrophie oder gar Atrophie bzw. die sekundäre Dystrophie, im Gefolge toxischer Fernwirkungen außerhalb des Magen-Darmtraktes gelegener Infektionen, haben durch die intensive pädiatrische Überwachung und Beratung weitgehend ihren Schrecken verloren, so daß man kaum mehr Säuglinge oder Kleinkinder mit stark aufgetriebenen Leibern und dünnen, spinnenfußähnlichen Extremitäten, die im Längenwachstum und Körpergewicht zurückgeblieben sind, zu sehen bekommt.

Die Akupunktur kann bei diesen Krankheitsbildern nur dann helfend angewendet werden, wenn entsprechende Ernährungsbedingungen und hygienische Maßnahmen ihr als Regulationstherapie Chancen einräumen.

Basispunkte:

Extra 29: = *Sifeng, darunter versteht man insgesamt 8 Punkte, 4 an jeder Hand, die an der Palmarseite jeweils in der Mitte der* proximalen *Interphalangealgelenke des Mittel-, Zeige-, Ring- und des kleinen Fingers gelegen sind.*
Indikationen: Fehlernährung der Kleinkinder, Keuchhusten.
Punktur: Mit einer Dreikantnadel leicht stechen und eine geringe Menge einer „gelben Flüssigkeit" ausquetschen!
B 20: *Zustimmungspunkt für das MP-System, wird zusammen mit*
B 21: *dem Zustimmungs- und „Meisterpunkt" des Magens mit deren gemeinsamen Indikationen: schwächliche, abgemagerte Kinder, Dyspepsie, Milcherbrechen, Darmparasiten verwendet.*
M 25: *Alarmpunkt des Dickdarms, mit seinem Beinamen Kou Menn = „Tor der Nahrung" ebenfalls gegen Dyspepsie, Enteritis, Fermententgleisung und Darmparasiten.*
M 36: *komplettiert durch eine seiner Funktionen, die bessere Ausnützung der Nahrung betreffend, das Programm.*

Punkte, je nach Symptomatik:
Erbrechen:
KS 6: *(siehe bisher)*
Bauchschmerzen:
KG 6: *„Das Meer der Energie" gegen Energieleere bedingt durch chronische Erkrankungen, aber auch gegen Verdauungsstörungen, Meteorismus.*

Gespanntes, geblähtes Abdomen:
MP 4: *Kardinalpunkt mit Wirkungen auf alle Erkrankungen des Abdomens, die mit exkretorischer Pankreasinsuffizienz und „Gasbildung" einhergehen, zugleich „Meisterpunkt" gegen alle Durchfallskrankheiten.*

Fieber am Nachmittag:
LG 14 (13): *(siehe bisher.)*
MP 6: *als Ergänzung gegen alle Formen der Durchfälle, schmerzhaftes, geblähtes Abdomen, Appetitlosigkeit, Adynamie.*

3. Akute Konvulsionen bei Kindern

Symptome der akuten Konvulsionen: Abrupter Beginn mit Temperatursteigerung und Unruhe, worauf ein komatöser Zustand mit starrem Blick, Trismus, Genickstarre, Opisthotonus und krampfartigen Bewegungen der Extremitäten, die protrahiert oder paroxysmal sein können, beschleunigte Atmung usw. eintritt. Die Ursache kann hohes Fieber sein, häufiger allerdings sind Affektionen des ZNS z. B. Encephalitis epidemica vom Typ B, Meningokokkenmeningitis, toxische Enzephalopathien bei toxischer Pneumonie und toxischer Dysentrie. Die Akupunktur kann hilfreich sein zur Temperatursenkung und zur Beeinflussung der Krämpfe. Die eigentliche Ursache muß jedoch so rasch als möglich erkannt werden, so daß entsprechende medizinische oder andere zielführende Maßnahmen ergriffen werden können.

Therapie:

Wähle Punkte nach der Symptomatologie, starke Stimulierung.

Basispunkte:

Renzhong = LG 26, Shaoshang = Lu 11, Shixuan = Extra 30.

Punkte, je nach Symptomatik:

Hohes Fieber: Dazhui = LG 14 (13), Quchi = Di 11.
Geistige Umnachtung: (mental cloudiness) Neiguan = KS 6, Taichong = Le 3.
Gehirnödem: Yamen = LG 15, Fuliu = N 7.
Meningeale Reizsymptome: Fengchi = G 20, Shenzhu = LG 12.
Atembeschwerden: Suliao = LG 25.
Exzessives Sputum: Lieque = Lu 7, Fenglong = M 40.

Krampfstadium:

Tremor der Extremitäten: Shousanli = Di 10, Shaohai = H 3, Yanglingquan = G 34.
Sehbeschwerden: Qiuhou = Extra 4, Guangming = G 37.
Strabismus: Jingming = B 1, Tongziliao = G 1.
Aphasie: Yamen = LG 15 (14), Tongli = H 5.
Schluckbeschwerden: Lianquan = KG 23, Zhaohai = N 6.
Während eines Anfalles punktiere Renzhong = LG 26 und Shixuan = Extra 30, dann Stich mit Hervorrufen einer Blutung an Shaoshang = Lu 11.
Auch andere Punkte können je nach der Symptomatik erforderlich sein. Kombiniere wenn nötig mit allgemein medizinischer Therapie, besonders dann, wenn sich die Konvulsionen rapid verstärken.

Kommentar:

Das beschriebene Krankheitsbild ist derart gravierend, daß der Einsatz der Akupunktur als Hilfsmaßnahme bei uns wohl nur in Ausnahmefällen, z. B. bei Krämpfen im Rahmen fieberhafter Infekte — initiale Fieberkrämpfe — oder bei respiratorischen Affektkrämpfen, wie Wutkrämpfe und Schreikrämpfe, die relativ häufig bei neuropathischen Kleinkindern durch Fehlhaltung der Eltern oder Fehlerziehung auftreten, verantwortet werden kann.

Basispunkte:
LG 26: *der im oberen Drittel der Naso-Labialrinne gelegene Punkt gegen krisenhafte Zustände.*
Lu 11: *in China 1 Fen distal und lateral vom äußeren Nagelfalzwinkel des Daumens lokalisiert, der als symptomatischer Sedativpunkt zur Sedierung des Yang der Vollorgane gilt und gegen Krämpfe bei Kindern, epileptiforme Anfälle usw. eingesetzt wird. An ihm soll (siehe Original) während des Anfalles eine Blutung hervorgerufen werden (Sedierung).*
Extra 30: *Shixuan = die Punkte in der Mitte der Fingerspitzen, knapp unterhalb des Nagelrandes, die ebenfalls bei allen krisenhaften Zuständen, auch bei Krämpfen und Bewußtlosigkeit empfohlen werden.*

Punkte, je nach Symptomatik:
Hohes Fieber:
LG 14 (13): *schon mehrmals bei dieser Indikation erwähnt.*
Di 11: *ebenfalls mehrfach erwähnt.*
Geistige Umnachtung: *(Die Kinder sind nicht ansprechbar).*
KS 6: *Durchgangspunkt zu 3 E 4, Kardinalpunkt zur Aktivierung des außergewöhnlichen Gefäßes Yin Oe, wird außer zur Kreislaufregulation, auch gegen epileptiforme Anfälle mit Bewußtlosigkeit empfohlen und wirkt allgemein stimulierend.*
Le 3: *der Quellpunkt mit Verbindung zu G 37 wird wegen seiner entkrampfenden Wirkung geschätzt, daher bei Krämpfen der Kinder mit Ohnmachtneigung verwendet. (Im Schädelbereich wird eine intrakranielle Verbindung von G 1 zu LG 20 beschrieben.)*

Gehirnödem:
LG 15 (14): *Yamen ist ein Reunionspunkt mit dem außergewöhnlichen Gefäß Yang Oe. Der Punkt liegt 3 Cun oberhalb LG 14 (13) und wird in China bis zu 1$^{1}/_{2}$ Cun tief in Richtung zum Kehlkopf punktiert. (Cave tiefer Stich mit nach oben gerichteter Nadel!)*
Seine Indikationen: Folgen nach zerebralen Insulten, Konvulsionen, Verwirrtheitszustände, Kopfschmerzen, Schwindel.
N 7: *der Tonisierungspunkt des Funktionskreises Nieren — Nebennieren, wird hier gegen Schockzustände und alle Ödeme sowie gegen eine evtl. bestehende Nephropathie eingesetzt.*

Meningeale Reizsymptome:

G 20: *Reunionspunkt mit dem 3-E-Meridian und dem außergewöhnlichen Gefäß Yang Oe, hier gegen Nackensteifigkeit, Kopfschmerzen, epileptiforme Anfälle, Schwindel usw., wie überhaupt G 20 in der neueren Literatur fast immer bei intrakraniellem pathologischen Geschehen verwendet wird.*

LG 12 (11): *shen zhu, unter dem Dornfortsatz des 3. BW gelegen, galt in der Tradition als Spezialpunkt gegen Geisteskrankheiten und Konvulsionen der Kleinkinder. Regional wirkt er auf Rückenschmerzen und wird als Hilfspunkt bei asthmoider Bronchitis gegeben.*

Atembeschwerden: *(insuffiziente Atmung, Gefahr des Atemstillstandes)*

LG 25 (24): *Suliao, wird in der älteren Literatur an der tastbaren Knochen-Knorpelgrenze nahe der Nasenspitze, in der neuen Literatur an der Nasenspitze selbst lokalisiert.*

Seine Punktur soll bei obiger Indikation, aber auch beim Schock wirksam sein. Da seine Punktur Betrunkene zum Erbrechen reizt, gilt er als „Ausnüchterungspunkt".

Exzessives Sputum:

Lu 7: *Durchgangspunkt zu Di 4, Kardinalpunkt zur Aktivierung des außergewöhnlichen Gefäßes Jenn Mo = KG und Spezialpunkt gegen alles Geschehen im Thoraxraum, auch gegen Stauungen.*

M 40: *Spezialpunkt für Schleimabsonderungen bei Lungenaffektionen.*

Krampfstadium:

Tremores der Extremitäten:

Di 10: *gilt als Testpunkt für spastische Paresen der oberen Extremitäten und wird 1—2 Cun senkrecht punktiert.*

H 3: *der Ho-Punkt wird außer seiner psychischen Wirkung, gegen Tremores der Unterarme und Hände verwendet.*

G 34: *ebenfalls Ho-Punkt und Meisterpunkt der Muskulatur findet bei allen Krämpfen und Kontrakturen immer wieder Anwendung.*

Sehbeschwerden:

Extra 4: *ist am lateralen Ende des 3. Viertels gelegen, wenn man den unteren knöchernen Orbitalrand in 4 Viertel teilt. Der Punkt soll senkrecht bis zu 1 Cun tief punktiert werden, wobei die Nadel leicht nach medial und dann nach aufwärts gerichtet werden soll!*

Indikationen: Myopie, Neuritis des N. opticus, usw.

G 37: *Durchgangspunkt zu Le 3, mit dem Beinamen „Strahlende Helle" wird häufig bei Augenleiden, besonders der Retina verwendet.*

Strabismus:

B 1: *Beiname „Helle, Glanz der Augäpfel", ein Reunionspunkt mit dem Dünndarm- vnd Magenmeridian sowie mit den außergewöhnlichen Gefäßen Yin Tsiao Mo und Yang Tsiao Mo, wird ebenfalls bei allen Augenleiden verwendet.*

Punktur: bis 1 Cun nach unten, paranasal, Nadel nicht manipulieren.

G 1: *Beiname „Augapfelgrube", Reunionspunkt mit 3 E und Dünndarm-Meridian, wird als wichtiger Punkt gegen Refraktionsanomalien und alle sonstigen Augenleiden empfohlen.*

Aphasie:

LG 15 (14): *schon bei Gehirnödem beschrieben.*

H 5: *der Durchgangspunkt mit Verbindung zu Dü 4 wird außer gegen Kopfschmerzen, zerebrale Kongestionen usw. auch gegen hysterische Aphasie angegeben, wobei gesagt werden muß, daß die Punktekombinationen gegen hysterische Äquivalente sich mit jenen bei organischen Schädigungen decken.*

Schluckbeschwerden:

KG 23: *Reunionspunkt mit dem außergewöhnlichen Gefäß Yin Oe, liegt im Winkel, wo der Hals in den Kinnbereich übergeht. Punktur: bis zu 1 Cun, schräg aufwärts.*

Man sagt ihm eine regulierende Wirkung auf die Thyreoidea nach, verwendet ihn bei Heiserkeit—Aphonie, bei Schluckbeschwerden, Laryngitis, Pharyngitis, Glossitis und bei Hypersalivation.

4. Chronische Konvulsionen der Kinder

Chronische Konvulsionen werden meist durch gehäuftes Erbrechen und Durchfälle, die zu einer metabolischen Ernährungsstörung führen, ausgelöst. Als Ursachen kommen auch chronische Infekte des ZNS in Frage oder Zustände nach akuten Konvulsionen. Die klinischen Hauptmerkmale sind ein (heimtückischer) unmerklicher Beginn, keine akuten Krampfanfälle, Blässe und Asthenie, Lustlosigkeit, Mangel an Appetit, Durchfälle. Manche Fälle weisen als Begleiterscheinungen Harn- und Stuhlinkontinenz oder Schädeltremor, Nackensteifigkeit usw. auf.

Therapie:

Wähle Punkte nach der Symptomatik, gib milde Stimulierung. Moxibustion ist ebenfalls indiziert.

Basispunkte:

a) Baihui = LG 20, Guanyuan = LG 4, Zusanli = M 36.
b) Ganshu = B 18, Pishu = B 20, Qihai = KG 6.

Punkte, je nach Symptomatik:

Durchfälle: Tianshu = M 25.
Konvulsionen: Hegu = Di 4, Taichong = Le 3.
Die Punktegruppen a) und b) können alternierend eingesetzt werden. Auch Moxibustion kann zur Anwendung kommen. Wenn erforderlich können weitere oder andere Punkte, je nach den Symptomen eingesetzt werden.

Kommentar:

Wie bisher schon häufig, muß auch bei diesem Kapitel auf eine möglichst umfassende Diagnostik zur Klärung der Ursachen hingewiesen werden, wonach es sich erweist, ob die Akupunktur überhaupt als adjuvante Therapie in Frage kommt.

ad. Basispunkte:
a) LG 20: der wichtigste Reunionspunkt des Schädels, der hier gegen epileptiforme Anfälle mit Harn- und Stuhlinkontinenz eingesetzt wird.
LG 4: ebenfalls gegen alle Konvulsionen bei Kindern, einschließlich epileptiformer Anfälle, außerdem gegen Erschöpfung und abnorme Müdigkeit.
M 36: soll hier seinen Beinamen „Göttlicher Gleichmut" „Asiatische Ruhe" repräsentieren und gegen meningeale Reizzustände bei fieberhaften Erkrankungen und zur allgemeinen Stärkung wirken.

b) B 18: *Zustimmungspunkt der Leber und*
B 20: *Zustimmungspunkt des MP-Funktionskreises werden gegen ali-*
mentäre und toxische Ursachen und deren Folgezustände gegeben.
KG 6: *zur allgemeinen Energiehebung und gegen evtl. Enteritis.*
Punkte, je nach Symptomatik:
Durchfälle:
M 25: *Alarmpunkt des Dickdarms mit typischer Indikation.*
Konvulsionen: *Die Kombination von Di 4 und Le 3, (der Punkt wird*
wegen seiner anatomisch ähnlichen Lage auch Di 4 des Fußes genannt),
wirken gegen Unruhezustände psychisch ausgleichend und antikonvulsiv.

5. Parotitis epidemica (Mumps)

Parotitis, allgemein Mumps genannt, ist eine Infektionskrankheit, die durch Viren hervorgerufen wird. Sie befällt hauptsächlich Kinder. Die klinischen Merkmale sind eine schmerzhafte, ein- oder beidseitige Schwellung der Ohrspeicheldrüse, wobei das Zentrum der Schwellung nahe dem Ohrläppchen gelegen ist, der Rand eher unscharf begrenzt erscheint.

Der Patient hat Schwierigkeiten beim Öffnen des Mundes und Schmerzen beim Kauen. Die meisten Patienten haben außerdem Fieber und klagen über Kopfschmerzen. Die Symptome schwinden gewöhnlich nach ca. 10 Tagen, ohne daß eine eitrige Einschmelzung erfolgt.

Bei Kindern können als Komplikationen Meningitis, bei Erwachsenen eine Orchitis auftreten.

Therapie:

Wähle lokale Punkte und solche an den Extremitäten, die den passenden Meridianverläufen entsprechen. Mittelstarke Stimulierung.

Basispunkte:

Yifeng = 3 E 17, Jiache = M 6 (3), Hegu = Di 4, Waiguan = 3 E 5.

Punkte, je nach Symptomatik:

Fieber: Quchi = Di 11.
Behandle jeden Tag, belasse die Nadeln 5—10 Minuten oder entferne sie unmittelbar nach der Punktur.

Kommentar:

Wir glauben, daß die möglichen Komplikationen, wie Meningitis, Pankreatitis und Orchitis sowie die eitrige Parotitis einer klinischen Behandlung bedürfen. Die unkomplizierten Formen bei Kindern sollten isoliert werden. (Tröpfcheninfektion). Die Akupunktur kann, wenn überhaupt erforderlich, durchaus nützlich sein, um die lokalen Beschwerden zu erleichtern.

Basispunkte:
3 E 17: *Reunionspunkt mit dem Gallenblasenmeridian, ist hilfreich gegen das Spannungsgefühl in der Parotisgegend, zugleich erleichtert er die Nasenatmung und wirkt gegen einen evtl. bestehenden Tubenkatarrh.*
M 6 (3): *Reunionspunkt mit dem außergewöhnlichen Gefäß Yang Tsiao Mo, wird auch bei Gesichtsfurunkeln, Zahnschmerzen, Entzündungen und Schwellungen im Wangenbereich empfohlen.*
Di 4: *Meridianverlauf! Dient als Fernpunkt und stellt die Verbindung mit dem Yang-Ming (M-, Di-Meridian) im Gesichtsbereich her.*

3 E 5: *Kardinalpunkt zur Einschaltung des außergewöhnlichen Gefäßes Yang Oe, zugleich Durchgangspunkt mit Verbindung zu KS 7, wird häufig bei entzündlichen oder rheumatischen Erkrankungen im Gesichtsbereich verwendet, speziell auch bei Parotitis.*

Punkte, je nach Symptomatik:
Fieber:
Di 11: *(siehe früher).*

6. **Poliomyelitis** (Kinderlähmung)

Kinderlähmung ist eine akute Infektionskrankheit des ZNS, die saisonbedingt im Sommer und Herbst gehäuft auftritt. Sie wird durch eine virale Ansteckung ausgelöst, deren Eintrittspforte der Verdauungstrakt ist und die sich in den Vorderhornzellen des Rückenmarkes manifestiert. Die Prodromalsymptome sind Fieber, allgemeines Krankheitsgefühl, und verschiedene, den Respirationstrakt und Verdauungstrakt betreffende Anzeichen, die 1—4 Tage nach Beginn der Erkrankung auftreten. Das Fieber tritt gewöhnlich nach 3—6 Tagen wieder auf, dazu kommen Kopfschmerzen, Benommenheit und Erbrechen. Diesen Zustand nennt man präparalytisches Stadium.

Weitere führende Symptome sind Muskelschmerzen, Hyperästhesie und bei Kindern das Verlangen getragen oder geführt zu werden.

Das Fieber schwindet nach etwa 1 Woche und schlaffe Lähmungen der Muskeln und Glieder setzen ein. Dies wird als paralytisches Stadium bezeichnet.

In den meisten Fällen sind die unteren Gliedmaßen betroffen, manchmal nur an einer Seite, manchmal an beiden Seiten.

Die Reflexe sind an der affizierten Seite erloschen, es besteht jedoch keine Sensibilitätsstörung.

Die Wiederherstellung beginnt nach 1—2 Wochen. Manche Patienten benötigen zur Ausheilung bis zu 1 Jahr, andere wieder tragen bleibende Folgen wie muskuläre Atrophie und sogar Deformationen davon.

Therapie:

Während des Frühstadiums wähle Punkte nach den Symptomen und gib milde Stimulierung.

Basispunkte:

Dazhui = LG 14 (13), Waiguan = 3 E 5, Quchi = Di 11.

Punkte, je nach Symptomatik:

Durchfall: Tianshu = M 25, Zusanli = M 36.
Schlundschmerzen: Tianrong = 3 E 17, Shaoshang = Lu 11.
Kopfschmerz, Erbrechen: Taiyang = Extra 2, Neiguan = KS 6.

Folgestadium — paralytisches Stadium:

Punkte je nach den auftretenden Lähmungen — starke Stimulierung.
Zwerchfellähmung: Geshu = B 17, Quimen = Le 14, Jiuwei = KG 15.
Bauchmuskellähmung: Pishu = B 20, Weishu = B 21, Liangmen = M 21, Tianshu = M 25.

Paralyse der oberen Extremitäten: Dingchuan = Extra 17, Quchi = Di 11, Hegu = Di 4.
Handgelenk: Waiguan = 3 E 5, Yanglao = Dü 6.
Paralyse der unteren Extremitäten: Huatuojiaji-Punkte = Extra 21, neben L 2 — S 2, Huantio = G 30, Yanglingquan = G 34.
Exzessive Streckung des Kniegelenkes: Weishong = B 40 (54), Ququan = Le 8.
Sprunggelenk: Shangjushu = M 37, Jiexi = M 41.
Extroversion des Fußes: Taixi = N 3, Sanyinjiao = MP 6.
Introversion des Fußes: Xuanzhong = G 39, Kunlun = B 60.

Bemerkung:

Behandle jeden Tag oder jeden 2. Tag, belasse die Nadeln 15—20 Minuten oder entferne sie gleich nach der Punktur.
Fordere den Patienten auf, während der Behandlung mitzuarbeiten, indem er die befallene Extremität zu bewegen versucht, um deren motorische Funktion zu verbessern.

Kommentar:

Dank der prophylaktischen Maßnahme der Schutzimpfung, ist diese noch vor wenigen Jahren auch im Westen epidemieartig aufgetretene Infektionskrankheit sehr selten geworden, so daß akute Stadien (abgesehen von den sanitätspolizeilichen Vorschriften) wohl kaum einer Akupunkturbehandlung unterzogen werden.
Für jene Kollegen, die in den Ländern der 3. Welt tätig sind, werden die Therapieangaben, das präparalytische und paralytische Stadium betreffend, von Interesse sein.
Hingegen sind die Therapieangaben der Folgezustände, weil sie auch für Lähmungen, die im Anschluß an andere Primärursachen aufgetreten sind, Geltung haben, für jeden Akupunkteur aufschlußreich.
Basispunkte (Frühstadium):
LG 14 (13): *Reunionszentrum aller Yang-Meridiane, zwischen C 7 und Th 1 gelegen, kennen wir bereits gegen Fieber, Nackensteifigkeit, Erschöpfung und Energiemangel, Wetterfühligkeit, Rückenschmerzen und Lähmungen.*
Punktur: 5 Fen—1¹/₂ Cun, schräg, etwas nach aufwärts.
3 E 5: *Durchgangspunkt zu KS 7, Kardinalpunkt zur Aktivierung des außergewöhnlichen Gefäßes Yang Oe, Hauptpunkt zur generellen Rheumatherapie, wird bei Schmerzen und Paresen der oberen Extremitäten, bei Nacken- und Kopfschmerzen immer wieder verwendet.*
Di 11: *der HO- und Tonisierungspunkt des Dickdarms, wirkt besonders in Kombination mit LG 14 (13) fiebersenkend und ebenfalls gegen Paresen und Schmerzen in den oberen Extremitäten, aber auch gegen Kopf- und Halsschmerzen.*

Punkte, je nach Symptomatik (Frühstadium):
Durchfall:
M 25: *Alarmpunkt des Dickdarms, 2 Cun lateral des Nabels gelegen, hier in einer seiner typischen Indikationen.*
Punktur: 1—2 Cun senkrecht.

M 36: *der Ho-Punkt seines Meridians, ebenfalls in einer seiner wichtigsten Indikationen eingesetzt, aber gleichzeitig mit Di 11 und LG 14 (13) zur Erzielung einer stärkenden und belebenden Wirkung.*

Schlundschmerzen:
3 E 17: *Reunionspunkt mit dem Gallenblasen-Meridian. Hier gegen entzündliches Geschehen im Nasen-Rachenbereich.*
Lu 11: *bekannt als Spezialpunkt mit Analgesiewirkung auf den Rachenraum, „Meisterpunkt" gegen alle Halskrankheiten.*

Kopfschmerzen, Erbrechen:
Extra 2: *Tai Yang, schon mehrmals beschrieben, ein Hauptpunkt gegen Kopfschmerzen jeglicher Genese.*
KS 6: *wieder mehr gegen Übelkeit, Erbrechen.*

Paralytisches Stadium:
Zwerchfellähmung:
B 17: *Zustimmungspunkt des Zwerchfelles mit seiner prompten Wirkung auf die Zwerchfellbeweglichkeit mit Erhöhung der Atemkapazität, dem auch Einfluß auf den gesamten Organismus zugesprochen wird. Er liegt $1^1/_2$ Cun lateral des Unterrandes des 7. B.W.D. und wird 5 Fen — 1 Cun tief, etwas schräg nach medial punktiert.*
Le 14: *Alarmpunkt der Leber, neben seiner Allgemeinwirkung durch seine Lokalisation auf der Mamillarlinie, dort wo diese den 6. I.C.R. schneidet — auch das Diaphragma beeinflussend, ist ein Reunionspunkt mit dem außergewöhnlichen Gefäß Yin Oe. Punktur: 5 Fen — 1 Cun schräg.*
KG 15: *an der Spitze des Xiphoides gelegen, wird hier neben seiner bekannten kalmierenden Wirkung gegen Aerogastrie, Singultus und Zwerchfellspasmen empfohlen.*
Punktur: 5 Fen — 1 Cun schräg.

Bauchmuskellähmung:
B 20: *Zustimmungspunkt des Funktionskreises Milz—Pankreas und*
B 21: *Zustimmungspunkt und „Meisterpunkt" des Magens, dürften bei dieser Indikation mehr wegen ihrer segmentalen Wirkung auf die seitliche Bauchmuskulatur verwendet werden, als wegen ihres Einflusses auf Magen-Darmerkrankungen. Dasselbe gilt für*
M 21: *und*
M 25: *die hier lokoregional wirken sollen.*

Paralyse der oberen Extremitäten:
Extra 17: *LG 14 (13) -01, ist 0,5 Cun lateral von seinem Bezugspunkt LG 14 (13) gelegen und gilt wie sein Name „Asthmapunkt" ausdrückt, als einer der Spezialpunkte gegen Asthma bronchiale. Wenn wir aber die Indi-*

kationen von LG 14 (13) kennen, ist sein Einsatz gerechtfertigt. Warum dann nicht gleich LG 14 (13)?

Di 4 und Di 11: *(Meridianverlauf) typisch für die obige Indikation.*

Handgelenk:

3 E 5: *Spezialpunkt für Beschwerden in den „kleinen" Gelenken.*

Dü 6: *der Tsri- = Xi-Punkt seines Meridians, knapp oberhalb des radialen Vorsprunges des Proc. styloides ulnae gelegen, wird lokoregional wirksam eingesetzt.*

Paralyse der unteren Extremitäten:

Extra 21: *die zwischen dem inneren Verlauf des Blasen-Meridians und dem LG am Rücken liegenden Hua-Tuo-Punkte in Höhe von L 2—S 2, werden üblicherweise gegen Beschwerden in der Lumbalregion und bei Erkrankungen des Urogenitalsystems sowie bei Leiden, die die unteren Extremitäten betreffen, eingesetzt.*

Punktur: in dieser Region $1^{1}/_{2}$—2 Cun, etwas schräg in Richtung LWS.

G 30: *Reunionspunkt mit B 31, wird bei allen Paresen der unteren Extremitäten, Kreuz- und Beinschmerzen, Hüft- und Kniegelenkschmerzen verwendet.*

G 34: *Ho-Punkt und „Meisterpunkt" für die Muskulatur, dessen Einsatz fast selbstverständlich ist.*

Exzessive Streckung des Kniegelenkes:

B 40 (54): *Ho-Punkt und Testpunkt für Erkrankungen des Kniegelenkes, zugleich als Stoffwechselpunkt bekannt, in der Mitte der Kniekehle gelegen, wird bei dieser Indikation bis zu 2 Cun senkrecht punktiert.*

Le 8 (9): *ebenfalls der Ho-Punkt und Tonisierungspunkt seines Meridians, wirkt natürlich lokoregional auf das Kniegelenk, darüber hinaus aber auch auf die Muskulatur und den Sehnenapparat und hat eine bedeutende allgemein kräftigende Wirkung.*

Punktur: 1—2 Cun senkrecht.

Sprunggelenk:

M 37: *hat eine Ho-Funktion = direkte Wirkung auf den Dickdarm, wird aber auch bei rheumatischen und entzündlichen Schwellungen im Bereich der Knie- und Sprunggelenke, bei Sensibilitätsstörungen in diesem Bereich sowie bei Paresen der unteren Extremitäten verwendet (Meridianverlauf).*

Punktur: 1—2 Cun senkrecht.

M 41: *der Tonisierungspunkt wird lokoregional gegen Schmerzen im Sprunggelenk, Lähmungen, sogenannter „Fallfuß" 5 Fen—1 Cun senkrecht punktiert.*

Extroversion des Fußes:

N 3: *Quellpunkt mit Verbindung zu B 58, wird bei Atonie der Unterschenkel und Fußmuskulatur, bei Paresen der unteren Extremitäten, aber auch bei Adynamie nach schweren Krankheiten empfohlen.*

MP 6: *der Gruppen-, Lo-Punkt der Yin-Meridiane des Fußes, hier lokoregional durchblutungsfördernd und Muskulatur tonisierend eingesetzt.*

Introversion des Fußes:

G 39: *Gruppen-, Lo-Punkt der Yang-Meridiane des Fußes, vis-a-vis von MP 6, an der Außenseite gelegen, ebenfalls gegen Kontrakturen und muskuläre Atonie.*

B 60: *King-Punkt, hier weniger gegen Schmerzen, als vielmehr wegen seiner lokoregionalen Wirkung bei Paresen der unteren Extremitäten.*

Teil V

Erkrankungen der Sinnesorgane

1. Akute Konjunktivitis — Lichtscheu (Photophthalmia)

Die akute Konjunktivitis ist eine bakterielle Infektion mit plötzlichem Beginn, die üblicherweise in der Zeit zwischen Frühjahr und Sommer auftritt. Ihre Hauptsymptome sind Rötung und Schwellung, Schmerzen mit kratzendem und reibendem Gefühl im Auge, verbunden mit Lichtscheu, Tränenfluß und eitriger Sekretion. In schweren Fällen kann es zu Kornealkomplikationen kommen.

Die Photophthalmie ist eine akute Erkrankung der Augen, die Schweißer befällt. Sie wird durch die Ultraviolettstrahlung beim Schweißen ausgelöst. Die ersten Erscheinungen treten zumeist nach 6—8 Stunden auf, bei schweren Fällen jedoch schon nach 30 Minuten. Es kommt zur Rötung und Schwellung der Lider mit bulbärer Konjunktivitis, dazu Irritation mit Schmerzen und Spannungsgefühl in den Augen. Außerdem treten Lichtscheu und Tränenfluß auf. Bei schweren Fällen klagt der Patient über stechende Schmerzen.

Die Behandlung mittels Akupunktur kann bei beiden obigen Erkrankungen erfolgreich sein.

Therapie:

Wähle Punkte der Augenregion, milde Stimulierung.

Basispunkte:

a) Taiyang = Extra 2, Jingming = B 1, Hegu = Di 4.
b) Sizukong = 3 E 23 (21), Chengqi = M 1.
Außerdem Stich mit beabsichtigter Blutung in die Ohrenspitze oder kleine „Venaesectio" an der Ohrrückseite.
Diese 3 Punktegruppen können alternierend eingesetzt werden. Die Nadeln sollen 10–15 Minuten belassen werden. Die Behandlung soll jeden Tag erfolgen.

Kommentar:

In unserer Wohlstandsgesellschaft, die es ermöglicht, daß Ignoranten die Gletscherregionen auf bequemste Weise ohne jegliche Ausrüstung erreichen können, kommen derartige Photopthalmien, ausgelöst durch Schneeblendung und UV-Strahlen, immer wieder vor.
Inwieweit diese Krankheitsbilder durch Akupunktur beeinflußt werden können, ist statistisch zu wenig belegt.

Basispunkte:
a) Extra 2: *Taiyang (früher als Point curieux 17 und P.a.M. 9 bekannt) 1 Cun lateral von 3 E 23 (21) bzw. von G 1, in einer Vertiefung der Schläfe*

gelegen, wird hier gegen schmerzhafte Augenaffektionen verbunden mit Kopfschmerzen eingesetzt.

B 1: *ebenso, er überdeckt mehr die nasale Partie und wirkt auch gegen Tränenfluß.*

Di 4: *sowohl als Stoffwechselpunkt und mit seiner Schleimhautwirkung, als auch über Di 20 mit Verbindung zu M 1 (4) agierend.*

b) 3 E 23 (21): *in einem Grübchen, am äußeren Ende der Augenbrauen gelegen, soll ähnlich wie Extra 2 wirken.*

M 1 (4): *beim Blick geradeaus, senkrecht unter der Pupille am knöchernen Orbitalrand gelegen, ist ein typischer Punkt der ophthalmologischen Akupunkturindikationen. Wegen seiner Lokalisation ist Vorsicht bei der Punktur geboten!*

Der Stich mit Erzeugung einer Blutung an der Ohrspitze, trifft etwa den von NOGIER beschriebenen „Allergiepunkt".

Das Erzeugen einer Blutung an den Venen der Ohrrückseite soll anti-inflammatorische Wirkung haben.

Dabei ist interessant, daß in unserer Volksmedizin eine derartige Vorgangsweise gegen Rotlauf bei Schweinen angewendet wird.

2. Myopia

Myopia, allgemein als Kurzsichtigkeit bekannt. Dabei kann die Akupunktur bei Kindern hilfreich sein.

Therapie:

Wähle lokale Punkte, die mit distalen Punkten kombiniert werden sollen. Mittelstarke Stimulierung ist erforderlich.

Basispunkte:

a) Chengqi = M 1 (4), Jingming = B 1, Hegu = Di 4.
b) Yiming = Extra 7, Fengchi = G 20, Guanming = G 37.

Bemerkung:

Zumeist werden die Punkte der Gruppe a) verwendet. Wenn sich eine Besserung einstellt, verbleibt man bei diesen Punkten. Ist jedoch der Erfolg fraglich, verwende man die Punkte der Gruppe b).
Die Behandlung soll jeden Tag erfolgen und die Nadeln sollen 10–15 Minuten liegen gelassen werden. 10 Behandlungen bilden einen Zyklus, wonach eine Pause von 5–7 Tagen einzulegen ist und dann eine neue Behandlungsserie beginnt.
Auch die Massage von in der Augenregion liegenden Punkten soll in Erwägung gezogen werden, wobei jeweils 2–3 Punkte ausgewählt und 3–5 Minuten lang massiert werden können.

Kommentar:

In der Literatur fehlen bisher fundierte = augenärztlich kontrollierte Statistiken über die Behandlungsergebnisse bei Fällen von Kurzsichtigkeit, sei es daß deren Ursache in einer übergroßen Bulbuslänge oder in Brechungsanomalien der Hornhaut oder der Linse gelegen ist. Die subjektiven Aussagen der Patienten, sie könnten nunmehr wieder kleineren Druck lesen usw. sind jedem Akupunkteur bekannt. Diese Besserungen des Sehvermögens werden häufig als Nebeneffekte bei der Behandlung anderer Leiden unter Verwendung eines oder mehrerer der oben angeführten Punkte, spontan von den Patienten berichtet.
Basispunkte:
a) M 1 (4): Reunionspunkt mit dem Konzeptionsgefäß und dem außergewöhnlichen Gefäß Yang Tsiao Mo liegt beim Blick geradeaus, senkrecht unter der Pupille, am unteren knöchernen Orbitalrand.
Indikationen: Myopie, Hypermetropie, Konjunktivitis, Retinitis, Optikusatrophie, Katarakt.
Wegen der geforderten Stichtechnik — Bulbus mit Hilfshand fixieren und nun die Nadel entlang der knöchernen Orbita bis zu 1 1/2 Cun tief einführen,

wird der Punkt im Westen nur selten von augenärztlich geschulten Kollegen verwendet.

B 1: *„Helle, Glanz der Bulbi" ist als Reunionspunkt mit dem Magen- und Dünndarm-Meridian sowie mit dem außergewöhnlichen Gefäß Yin und Yang Tsiao Mo bekannt und wird ebenfalls bei Kurz- und Weitsichtigkeit, Astigmatismus, Konjunktivitis, Retinitis und Neuritis N. optici empfohlen.*

Di 4: *hat außer seinen vielen sonstigen Indikationen auch Augenleiden mit Sehstörungen auf seiner Liste (siehe Verbindung Di 20 zu M 1 (4), dazu seine Stoffwechselfunktion).*

b) Extra 7: *Yiming, auch als P.a.M. 13 bezeichnet, hat den charakteristischen Beinamen „Erheller des Augenlichtes".*

Der Punkt liegt 1 Cun posterior des 3 E 17 neben der Unterkante des Proc. mastoideus.

Seine Indikationen: Myopie, Katarakt, Nachtblindheit, Optikusatrophie.

Persönliche Erfahrungen mit Aku-Injektionen von Glanoid retinale an diesen Punkt bei Zuständen nach Embolien der A. centralis retinae mit peripherem Restsehvermögen, waren absolut positiv.
Die Patienten berichten nach der Punktur bzw. Injektion über fast unangenehme Helligkeit im Abschnitt ihres Restsehvermögens und dessen Besserung.

G 20: Reunionspunkt mit dem 3 E und dem außergewöhnlichen Gefäß Yang Oe, wird ebenfalls gegen Augenkrankheiten, auch bei ophthalmischer Migräne mit Vorteil eingesetzt.

G 37: der Durchgangspunkt mit Verbindung zu Le 3 (der Funktionskreis Leber-Galle regiert nach der Tradition das Auge, besonders die Leistung der Retina) wird gegen Myopie, Sehstörungen, Nachtblindheit und auch gegen Optikusatrophie empfohlen, wobei wir die Indikation „Nachtblindheit" — schlechtes Dämmerungssehen in den Vordergrund stellen möchten.

3. Atrophie des Nervus opticus

Dieser Zustand entsteht entweder nach einer Neuritis des N. opticus oder aus anderen Ursachen die zur nervalen Degeneration führen.

Die Hauptsymptome sind verminderte Sehschärfe, Einengung des Gesichtsfeldes, Abblassung und Atrophie des Augenhintergrundes.

Die zentrale Retinitis ist eine pathologische Veränderung des Retina und der Choroidea, die durch vaskuläre Veränderungen entsteht.

Die Symptome des Anfangsstadiums manifestieren sich in Störungen des zentralen Sehens, die in variabler Intensität auftreten. Manche Patienten klagen auch darüber, daß sie die Objekte verzerrt oder geschrumpft sehen. Andere wieder klagen über zeitweilige „Übersichtigkeit" (Hyperopia). Bei der Untersuchung des Augenhintergrundes erkennt man vaskuläre Spasmen der Retina sowie grau-rote, zystenähnliche Knötchen in der Macula lutea. Die Veränderungen der Pigmentation der Retina haben in Ablagerungen von sternförmig oder knochenzellenähnlich geformtem Pigment in der Äquatorzone des Augenhintergrundes ihre Ursache.

Ebenso tritt in den Frühstadien häufig Nachtblindheit auf bzw. können umschriebene blinde Flecken im Gesichtsfeld beobachtet werden.

Das Gesichtsfeld engt sich schrittweise röhrenförmig ein, so daß der Patient nur mehr ein zentrales Sehvermögen hat, welches zunehmend geringer wird. Die Gefäße der Retina werden kalibermäßig immer enger und der Augenhintergrund (optic disk) präsentiert sich als lipoidatrophische gelbe Scheibe.

Therapie:

Wähle lokale Punkte und kombiniere diese mit distalen Punkten an den Extremitäten. Milde Stimulierung.

Basispunkte:

a) Jingming = B 1, Qiuhou = Extra 4, Yiming = Extra 7.
b) Ganshu = B 18, Shenshu = B 23, Sanyinjiao = MP 6.
Diese beiden Punktegruppen müssen alternierend eingesetzt werden. Die Behandlungen erfolgen täglich, wobei die Nadeln 10–15 Minuten liegen bleiben. 10 Behandlungen bilden einen Zyklus. Zwischen den jeweiligen Zyklen sind Pausen von 5–7 Tagen einzuschieben.

Kommentar:

Die hauptsächlichsten Ursachen der Atrophia nervi optici sind außer hereditär-degenerativer Erkrankungen, sklerotische oder entzündliche Prozesse, Vergiftungen (Methylalkohol usw.), und schwere Mangelzustände wie Beri-Beri, Pellagra. Zustände nach Tumoren in der Umgebung und nach Schädelbasisfrakturen kommen für die Akupunktur als Hilfstherapie kaum in Betracht. Bei Entzündungen als Primärursache ist eine evtl. Fokalsanierung und Kortikosteroidbehandlung unbedingt erforderlich, wie überhaupt so weit als möglich die zugrunde liegenden Krankheiten behandelt werden müssen, z. B. auch an Tabes dorsalis denken!

Basispunkte:

a) B 1: *siehe unter Myopie.*

Punktur bei dieser Indikation : $^1/_2$—1 Cun, senkrecht in Richtung zum inneren Orbitalwinkel. Nadel zart und vorsichtig führen! Keine Manipulation der Nadel vornehmen!

Extra 7: = *Yi Ming, siehe unter Myopie.*

Punktur bei obiger Indikation $^1/_2$—1 Cun senkrecht oder schräg in Richtung zur Nasenspitze.

b) B 18: *der Zustimmungspunkt für die Leber wird hier im Hinblick auf die Zusammenhänge zwischen Leberstoffwechsel und Retinafunktion gegeben und mit*

B 23: *dem Zustimmungspunkt für Nieren und* Nebennieren *und dessen kortikotroper Wirkung kombiniert.*

MP 6: *als Gruppen-, Lo-Punkt verstärkt zusätzlich die Wirkung der obigen Punkte.*

Der alternierende Einsatz dieser beiden Punktegruppen soll möglichst vielen Ursachen der Erkrankung entgegentreten.

4. Tonsillitis, Pharyngitis

Die akute Tonsillitis ist eine bakteriell bedingte Infektion der Rachenmandeln. Die klinischen Symptome äußern sich in plötzlichem Beginn mit Halsschmerzen, Fieber, Kopfschmerzen und allgemeinem Krankheitsgefühl.
Die Tonsillen sind vergrößert und kongestioniert. Ein weißliches Exsudat, das leicht abstreifbar ist, worauf eine geringe Blutung sichtbar wird, kann die Tonsillenoberfläche überziehen. Dies ist eines der Zeichen, die die Tonsillitis von einer Diphtherie unterscheidet. Die zervikalen Lymphknoten sind häufig geschwollen und druckempfindlich.
Die Pharyngitis ist eine diffuse Kongestion des Pharynx, wobei in akuten Fällen Halsschmerzen, Fieber, Kopfschmerzen und allgemeines Krankheitsgefühl als Begleiterscheinungen auftreten können.

Therapie:

Wähle als Hauptpunkte Punkte der Nackenregion, die mit distalen Punkten kombiniert werden sollen. Starke Stimulierung ist erforderlich.

Basispunkte:

Tianrong = 3 E 17, Hegu = Di 4, Shaoshang = Lu 11.
An Lu 11 soll eine Blutung hervorgerufen werden.

Punkte, je nach Symptomatik:

Fieber: Quchi = Di 11, Neiting = M 44.
Behandle 1–2mal täglich, belassse die Nadeln 10–15 Minuten.

Kommentar:

Bei diesen Krankheitsbildern, besonders bei der akuten, bakteriell bedingten Tonsillitis, würden wir, um Folgekomplikationen zu vermeiden, eine Antibiotika–Therapie unbedingt in den Vordergrund stellen und die Akupunktur, die sich gegen die lokalen Beschwerden sehr gut bewährt, sekundär einsetzen.
Basispunkte:
3 E 17: Reunionspunkt mit dem G-Meridian, bewährt gegen entzündliches Geschehen im Rachenbereich und gegen Trismus, wird in China mit nach vorne aufwärts gerichteter Nadel $1^1/_2$ Cun tief gestochen. Kollapsgefahr!
Di 4: gilt als Hauptanalgesiepunkt für Unterkiefer und hinteren Rachenraum und als Spezialpunkt gegen Tonsillitis sowie gegen akute und chronische Pharyngitis. Als Quellpunkt nimmt er Verbindung zum Lungen-Meridian zu Lu 7 auf.

Lu 11: der „Meisterpunkt" gegen alle Halskrankheiten, ist ebenfalls einer der Analgesiepunkte z. B. bei Tonsillektomien, der bei Anginen, Tonsillarabszessen sowie bei Pharyngitis wirksam ist. Dabei hat sich herausgestellt, daß eine analgetische Wirkung sowohl von der im Westen angegebenen Lokalisation aus (1 Fen proximal und lateral vom inneren Nagelfalzwinkel des Daumens) als auch von der in den chinesischen Tafeln angegebenen (1 Fen proximal und lateral vom äußeren Nagelfalzwinkel) zu erzielen ist. Das geforderte Hervorrufen einer Blutung an Lu 11 kommt einer Sedierung des Punktes gleich, der in der Tradition als symptomatischer Sedativpunkt zur Sedierung des Yang der Vollorgane angegeben wird.

Punkte, je nach Symptomatik:
Fieber:
Der schon vielfach bei dieser Indikation erwähnte
Di 11: *hier kombiniert mit*
M 44: *Diesem Punkt wird ebenfalls eine Hypalgesiewirkung, z. B. bei Tonsillitis, Zahnschmerzen zugesprochen. Außerdem ist seine psychische, ausgleichende Wirkung erwünscht.*
Punktur: 5 Fen — 1 Cun, senkrecht oder schräg.

R. BUCEK, FA für HNO, eines der Mitglieder unseres Institutes, verwendet den Punkt Dü 17 = t'ien jung = „Himmelsfigur" der ein Reunionspunkt mit dem G-Meridian ist und distal vom Ohrläppchen, hinter dem Unterrand des Unterkieferwinkels, zentral vom M. sterno-cleidomastoideus, in Höhe von M 6 (3) gelegen ist, mit Vorteil bei den obigen Indikationen, aber auch im Anschluß an eine Tonsillektomie. Er punktiert entweder (Cave Gefäße!) oder macht Aku-Injektionen mit Impletol.
E. PETRICEK, FA für Zahn- und Kieferheilkunde, ebenfalls ein Mitglied unseres Institutes, bestätigt die Wirkung von Dü 17 bei Prozessen im Molarenbereich, Trismus usw., vor allem gegen lokale Schwellungen und Lymphadenitis.

5. Chronische Rhinitis, chronische Sinusitis

Die chronische Rhinitis ist zumeist eine Folge einer nicht ausgeheilten Entzündung der Nasenschleimhäute, die sich in eine chronische Affektion der Mukosa und Submukosa verwandelt hat. Dabei besteht eine dauernde oder nur zeitweilige Verstopfung der Nase, starke Sekretion, (eitrig oder dick schleimig) chronische Kongestion, Schwellung und Glätte der Schleimhaut der inneren Nase.

Die chronische Sinusitis kann durch verschiedene Ursachen hervorgerufen werden, die zu einer Schleimhautschwellung und Obstruktion des Nebenhöhlenausganges führen. Ihre Manifestationen sind durch nasale Obstruktion der affizierten Seite, eitrige Nasensekretion mit stinkendem Geruch, Verlust des Geruchsinnes, gekennzeichnet. Als Begleiterscheinungen können Allgemeinsymptome wie Kopfschmerzen, Schwindel, Benommenheit, Schlaflosigkeit, Konzentrationsunfähigkeit usw. auftreten.

Therapie:

Wähle Punkte der Nasenregion und kombiniere diese mit Punkten an den Extremitäten. Starke Stimulierung ist erforderlich.

Basispunkte:

a) Yingxiang = Di 20, Shangxing = LG 23, Hegu = Di 4.
b) Yintang = Extra 1, Lieque = Lu 7, Fengchi = G 20.

Punkte, je nach Symptomatik:

Kopfschmerzen: Taiyang = Extra 2.
Schmerzen in der Augenbrauenregion: Zanzhu = B 2.
Diese beiden Punktegruppen können abwechselnd verwendet werden, wobei die Behandlung täglich oder jeden 2. Tag erfolgen soll.
Die Nadeln sollen 15–20 Minuten belassen werden.

Kommentar:

Odontogene Ursachen für eine Sinusitis maxillaris mit erhöhter Fokaltoxizität sowie die chronisch, serös-polypösen Formen müssen ebenfalls erwähnt werden. Gerade die letzteren findet man nicht selten bei an chronischer Bronchitis leidenden Patienten und bei Asthmatikern.

Basispunkte:
a) Di 20: *der führende Punkt für alle Nasenaffektionen und paranasale Sinusitiden, auch gegen Hyposmie verwendbar, wird in China bis $^1/_2$ Cun, schräg nach medial aufwärts punktiert.*

LG 23 (22): *liegt auf der Medianlinie, 4 Cun oberhalb des P.d.M. und wird gegen Rhinitis mit ständiger Sekretion und erschwerter Nasenatmung sowie gegen Epistaxis empfohlen.*

Di 4: *als Quell- und Stoffwechselpunkt schleimhautwirksam, ist dafür bekannt, daß ein Schnupfen im Anfangsstadium von ihm aus kupiert werden kann (Meridianverlauf im Gesicht zu Di 20).*

b) Extra 1: *bei uns als Point de Merveille = P.d.M. bekannt, früher bereits als point curieux Nr. 29 beschrieben, macht, wenn er stimuliert wird, die Nasenatmung frei und wirkt gegen Sinusitis frontalis und daraus resultierende Kopfschmerzen.*

Lu 7: *Durchgangspunkt zu Di 4, Kardinalpunkt zur Einschaltung des außergewöhnlichen Gefäßes Jenn Mo = KG, regiert nach der Tradition den Kopf- und Halsbereich. Er hat außer vielen anderen, auch Sinusitis mit Kopfschmerzen unter seinen Indikationen.*

G 20: *Reunionspunkt mit dem 3-E-Meridian und dem außergewöhnlichen Gefäß Yang Oe, ist gegen Rhinitis mit Kopfschmerzen im Rahmen febriler Infekte zu empfehlen.*

Punkte, je nach Symptomatik:

Kopfschmerzen:

Extra 2: *Tai Yang, ursprünglich ein Spezialpunkt gegen Migräne und Kopfschmerzen bei Frauen, hat sich einen immer breiteren Wirkungskreis erobert und wird nun weitgehend statt G 3 oder 3 E 22 verwendet.*

Schmerzen in der Augenbrauenregion:

B 2: *der mit dem P.d.M. das vordere „magische Dreieck" bildet, wird immer wieder gegen Rhinitis, Sinusitis frontalis mit lokalen Begleitschmerzen eingesetzt.*

6. Zahnschmerzen

Zahnschmerzen resultieren im allgemeinen aus einer Entzündung der Pulpa um die Kronengegend, aus einer Periodontitis einem Dentoalveolarabszeß oder einer Zahnkaries.

Therapie:

Man verwende Punkte des Magen-, Dickdarm- und Nieren-Meridians. Mittelstarke bis starke Stimulierung.

Basispunkte:

Hegu = Di 4, Neiting = M 44, Xiaguan = M 7 (2), Jiache = M 6 (3), Shenshu = B 23, Taixi = N 3.
Egal welche Ursache den Zahnschmerzen zugrunde liegt, ist es vorteilhaft zuerst den Hegu = Di 4 mit starker Stimulierung zu punktieren. Man soll die Nadel durch 3–5 Minuten ununterbrochen drehen. Wenn der Schmerz dann nachgelassen hat, wähle die weiteren obigen Punkte, je nach der Symptomatik.

Kommentar:

Die Akupunktur kann und soll natürlich nicht den Zahnarzt ersetzen, ist aber sicher gegen die Schmerzen bis zur zahnärztlichen Intervention hilfreich.

E. PETRICEK empfiehlt als einfachste, auch für Laien leicht durchführbare Maßnahme, einen scharfen Druck auf Di 1 auszuüben.

Basispunkte:
Di 4: Hauptanalgesiepunkt zusammen mit M 6 (3), M 5 (8) und KG 24 für den Unterkieferbereich, mit Dü 18, M 7 (2) für den Oberkieferbereich.

M 44: ist besonders für den Oberkieferbereich und die Schneidezähne zu empfehlen und hat außerdem noch allgemeine sedierende Wirkung.

M 7 (2): in einem Grübchen vor dem Condylus mandibulae, in der Mitte des Masseteransatzes am Jochbein gelegen, wird auch gegen Arthralgien im Kiefergelenk verwendet.

M 6 (3): am Unterkieferwinkel, am Ansatz des Masseter an der oberen Mandibulakante, wird gegen alle Zahnschmerzen und Schwellungen im Unterkieferbereich eingesetzt.

N 3: ist ein wichtiger Punkt bei Odontalgien mit Beteiligung des knöchernen Zahnhalteapparates. Nach der Tradition „regiert" die Niere die Knochen.

7. Taubstummheit

Die Taubstummheit wird im allgemeinen durch einen Hörverlust vor dem 2.—3. Lebensjahr hervorgerufen und bedeutet ein Hindernis beim Sprechenlernen. Die meisten Fälle haben ihre Ursache in Folgezuständen nach akuten Infektionskrankheiten wie Masern, epidemische Meningitis, Enzephalitis, Typhus, Otitis media oder werden durch toxische Medikamenteneinwirkung usw. verursacht. Natürlich gibt es auch eine angeborene Taubstummheit.

Therapie:

Im allgemeinen soll man zuerst gegen die Taubheit und erst später gegen die Stummheit vorgehen, man kann aber auch beide Leiden zugleich behandeln und die Therapie mit logopädischem Training unterstützen. Man wähle Punkte der Ohrregion als Hauptpunkte zur Behandlung der Taubheit sowie Punkte des Jenn Mo und Tou Mo = Ren und Du zur Therapie der Stummheit. Diese Punkte sind mit Extremitätenpunkten zu kombinieren.
Am Beginn der Behandlung nur milde Stimulierung, die schrittweise gesteigert werden soll.

Basispunkte gegen Taubheit:

Ermen = 3 E 21 (23), Tinggong = 3 E 19, Tinghui = G 2, Yifeng = 3 E 17, Waiguan = 3 E 5, Zhongzhu = 3 E 3.

Gegen Stummheit:

Yamen = LG 15, Lianquan = KG 23, Tongli = H 5.

Bemerkung:

Wenn man den Yamen = LG 15 punktiert, soll die Nadel in Richtung zur Mandibula dirigiert werden und die Stichtiefe darf $1\frac{1}{2}$ Cun *bei Erwachsenen* nicht überschreiten. — Cave!
Eine Manipulation mit der Nadel ist verboten!
Die Behandlung soll jeden Tag erfolgen, wobei jeweils 1–3 der oben aufgezählten Punkte zur Verwendung kommen sollen.
Die Nadeln sollen nach der Punktur entfernt werden — nicht liegen lassen! 10–15 Behandlungen bilden einen Therapiezyklus, dem dann eine Pause von 5–7 Tagen bis zum nächsten zu folgen hat.

Kommentar:

MENG hat an unserem Institut zahlreiche Fälle von Taubstummheit bei Kindern in Zusammenarbeit mit Logopäden behandelt, wobei subjektiv und nach den Aussagen der Eltern und Lehrer gute Erfolge im Hinblick auf psychische Parameter und eine verbesserte Perzeption erzielt werden konnten. Die audiometrischen Kontrollen allerdings ergaben keinerlei Besserung des Hörvermögens.

Basispunkte gegen Taubheit:
3 E 21 (23): *„Tor des Ohres", in einem Grübchen zwischen Helix und Tragus, das besonders bei geöffnetem Mund deutlich tastbar wird, gelegen, ist der „Meisterpunkt" für alles Geschehen im Ohr.*
Punktur: 5 Fen — 1 Cun, schräg.
3 E 19: *1 Cun schräg unter und hinter 3 E 20, der dort liegt, wo die Spitze der Ohrmuschel die Haargrenze berührt.*
Indikationen: Tinnitus, Hypakusis, Otitiden.
Punktur: 2-3 Fen, schräg.
G 2: *„Reunion des Gehörs", in der Höhe der Incisura intertragica, am hinteren Rand des aufsteigenden Mandibularastes, in einer Vertiefung gelegen, wird ebenfalls bei Tinnitus, Otitiden, Taubheit und auch bei otogenem Schwindel empfohlen.*
Punktur: 1-2 Cun senkrecht. Cave Kiefergelenk!
3 E 17: *Reunionspunkt mit dem Gallenblasen-Meridian, hier mit seinen Indikationen Taubheit, Tinnitus.*
3 E 5: *Durchgangspunkt zu KS 7, Kardinalpunkt zur Aktivierung des außergewöhnlichen Gefäßes Yang Oe, hat neben vielen anderen auch die Indikationen Taubheit und Tinnitus.*
3 E 3: *Tonisierungspunkt des Meridians, liegt auf dem Handrücken, zwischen dem 4. und 5. Os metacarpale und wird ebenfalls bei Ohrensausen und Taubheit empfohlen.*
Punktur: 5 Fen — 1 Cun, schräg.
Gegen Stummheit:
LG 15 (14): *„Tor des Schweigens" ist ein Reunionspunkt mit dem außergewöhnlichen Gefäß Yang Oe und liegt 3 Cun oberhalb von LG 14 (13). Eine seiner Indikationen, auf die schon der Name hinweist, ist Taubstummheit.*
Punktur: 1 Cun in Richtung zum Kehlkopf.
KG 23: *ist ein Reunionspunkt mit dem außergewöhnlichen Gefäß Yin Oe und liegt auf der Medianlinie, im Winkel, wo der Hals in den Kinnbereich übergeht.*
Indikationen: Aphonie, Stummheit.
Punktur: 5 Fen — 2 Cun, schräg nach aufwärts.
H 5: *Durchgangspunkt mit Verbindung zu Dü 4, wurde zumeist gegen hysterische Aphasie eingesetzt, da das Herz nach der Tradition die Zungenspitze regiert — „Er trägt sein Herz auf der Zunge".*

Teil VI

Nerven- und Geisteskrankheiten

1. Apoplektischer Insult

Die Apoplexie beruht zumeist auf einer Störung der Blutzirkulation im Gehirn und führt zu Folgeerscheinungen, die das ZNS durch eine Blutung, Thrombose, Embolie, Subarachnoidalblutung usw. beeinflussen. Die Hauptsymptome sind Hemiplegie, Desorientiertheit und Koma. Die chinesische Medizin unterscheidet zwischen leichten und schweren Formen der Apoplexie.

Diese Unterteilung ergibt sich je nachdem welche Meridiane befallen sind und welche motorischen und sensorischen Störungen an den Gliedern auftreten.

Die schwere Form ist durch eine Mitbeteiligung der inneren Organe gekennzeichnet und kann in eine schlaffe oder spastische eingeteilt werden.

Symptome der „spastischen" Form: Plötzlicher Kollaps, starre offene Augen, geballte Fäuste, Trismus, gerötetes Gesicht, exzessives Sputum, röchelnde Atmung, Harn- und Stuhlverhaltung.

Symptome der „schlaffen" Form: Plötzlicher Kollaps, Koma, geschlossene Augen, gelöste Fäuste, offener Mund, Blässe, profuser Schweißausbruch — besonders tropfendicht an der Stirn und im Gesicht, Schnarchen, kalte, klamme Extremitäten, weicher Puls, Harn- und Stuhlinkontinenz.

Therapie:

Man verwende lokale Punkte und kombiniere diese mit Fernpunkten, die zu den entsprechenden Meridianverläufen passen.
Die Stärke und Methodik der Stimulierung hängt vom Zustand und der Konstitution des Patienten ab.

Basispunkte, akutes Stadium:

Bei der spastischen Form — starke Stimulierung, ohne die Nadeln zu belassen!
Zenzhong = LG 26, Shixuan = Extra 30, Taichong = Le 3, Fenglong = M 40, Baihui = LG 20, Yongquan = N 1.
Bei der schlaffen Form: Moxibustion an Shenjue = KG 8, Guanjuan = KG 4.
Chronisches Stadium: starke Stimulierung in angemessener Dauer.
Obere Extremitäten: Dingchuan = Extra 17, Jianyu = Di 15, Waiguan = 3 E 5, Quchi = Di 11, Hegu = Di 4.
Untere Extremitäten: Shenshu = B 23, Dachangshu = B 25, Yinmen = B 37, Huantiao = G 30, Fengshi = G 31, Yanglingquan = G 34, Xuanzhong = G 39, Jiexi = M 41.
Aphasie: Lianquan = KG 23, Yamen = LG 15 (14), Tongli = H 5.

143

Bemerkung:

a) Während des akuten Stadiums einer Gehirnblutung oder einer Subarachnoidalblutung muß der Patient absolut ruhiggestellt werden, in flacher Lage, mit leicher Kopfhebung.
Traditionelle chinesische und westliche Therapiemaßnahmen zur Sedierung, zum Stoppen der Hämorrhagie, zur Senkung des Blutdruckes und gegen eine evtl. Dehydration sind erforderlich.
Die Blutdruckwerte sollen vor, während und nach der Akupunktur kontrolliert werden, bei Anstieg des Blutdruckes muß die Akupunktur abgebrochen werden!
b) Bei einer Zerebralembolie, die das 1. Stadium einer zerebralen Thrombose darstellt, ist der Patient anzuweisen, sich flach hinzulegen und ruhig zu verharren.
Eine kombinierte Behandlung chinesischer und westlicher Prägung ist einzuleiten mit vasodilatorischer Medikation um die Blutzirkulation zu fördern.
Bei Patienten mit Herzkrankheiten sind zusätzlich entsprechende Medikamente erforderlich.
c) Nach dem akuten Stadium muß man dem Patienten beim Gebrauch der betroffenen Gliedmaßen behilflich sein, um den Heilungsprozeß zu unterstützen.
Die Akupunkturbehandlung soll 1mal täglich erfolgen, wobei die Nadeln 15—20 Minuten liegen bleiben.
10 Behandlungen hintereinander bilden einen Zyklus. Bis zum nächsten ist eine Pause von 5—7 Tagen einzuschieben.

Kommentar:

Basispunkte — akutes Stadium
Bei dieser Kombination dient die überwiegende Zahl der Punkte dem Versuch, den Patienten aus einem komatös-somnolenten Zustand herauszubringen. Darauf weist auch die Methodik der Stimulierung ohne Belassen der Nadeln hin. Besonders deutlich wird dies durch LG 26, N 1 und durch den Extraordinary Point 30 = Shixuan = 10 Punkte, jeder davon an einer Fingerspitze, 0,1 Cun distal des Nagelrandes in Richtung auf die jeweilige Fingerkuppe gelegen.
Diese Punkte gelten, wie die bei uns geläufigeren H 9 und KS 9, als Punkte gegen „krisenhafte Zustände" wie Schock, Bewußtlosigkeit, Hitzschlag, Apoplexie, Somnolenz bei hohem Fieber usw.
Es wird empfohlen, sie mit einer Dreikantnadel zu punktieren, um eine Blutung hervorrufen zu können.
Le 3: wird mit den Indikationen Kopfschmerzen, Schwindel, Konvulsionen, epileptiforme Anfälle eingesetzt.
M 40: gegen Verwirrtheitszustände mit Schwindel, Hemiplegien mit Sensibilitätsstörungen in den unteren Extremitäten.

144

Seine Lokalisation: 8 Cun unterhalb des Kniegelenkspaltes, praktisch in Höhe von M 38, jedoch 1 Querfinger lateral von diesem. (Mitte der Strekke — Oberkante der Tuberositas tibiae — höchste Erhebung des äußeren Knöchels = 16 Cun)
LG 20: der zentrale Punkt des Schädels komplettiert die Kombination.
Der Kommentator weiß aus Erfahrung, daß es im Westen selten dazu kommt, die vorgeschlagenen Punkte im akuten Stadium anzuwenden.
Leider bekommt der Akupunktur betreibende Arzt zerebrale Insulte zumeist Monate, noch häufiger Jahre nach dem Ereignis zur Behandlung, wenn sich alle anderen Maßnahmen als nutzlos erwiesen haben.
Gerade deswegen können wir jedoch um so stolzer auf etwaige noch erzielte Erfolge sein.
Die empfohlene Moxibustion von KG 8 (Nabel) und KG 4 bei der „schlaffen" Form, dürfte uns vorläufig eher den Ruf von Medizinmännern eintragen, besonders dann, wenn wir sie lege artis am mit Kochsalz gefüllten Nabel machen und auf KG 4 eine Moxibustion auf einer Ingwerscheibe.
Wir sollten daher diese Punkte punktieren oder mit einem modernen elektrischen Wärmereizgerät die Moxibustion nachvollziehen.

Chronisches Stadium:
Obere Extremitäten:
Hier finden wir einen Punktevorschlag, bei dem nur der Extraordinary point 17 = Dinchuan auffällt, der 0,5 Cun lateral von LG 13 (14) = Dazhui gelegen ist.
Die Wiener Schule der Akupunktur ist zur Ansicht gelangt, daß die meisten der Neupunkte Satellitenpunkte von klassischen Akupunkturpunkten sind, so daß man den Dingchuan, der eigentlich gegen Husten und Asthma verwendet wird, bei der vorliegenden Indikation die Rolle des LG 14 (13) zuschreiben müßte, bzw. überhaupt LG 14 (13) verwenden sollte.

Untere Extremitäten:
Bei dieser Kombination bedarf nur der Punkt
B 37: *einer Erklärung. Es handelt sich bei ihm nach unserer Numerierung um B 51, der in der Mitte zwischen B 50 und B 54 = 6 Cun unter der Glutealquerfurche gelegen ist. Hier mit seiner Indikation: Paresen der unteren Extremitäten eingesetzt.*
Beim Punktevorschlag gegen Aphasie wurde versucht, verschiedene Aphasieformen zu beeinflussen.
KG 23: *eher gegen die motorische Aphasie,*
LG 15: *eher gegen Aphasia Wernicke,*
H 5: *aus der Tradition, da das Herz auch die Zunge, bzw. deren Spitze regiert.*
Der Vorschlag gegen zentrale Fazialisparese umfaßt im wesentlichen lokale Punkte von Wangen- und Mundpartie.
Der Kommentator besitzt jahrelange Erfahrungen mit der Schädelakupunktur und würde daher empfehlen, diese unbedingt in Kombination mit den entsprechenden Körperpunkten einzusetzen.

Zusätzlich Elektrostimulation der Schädelnadeln a b w e c h s e l n d mit jenen in Lähmungspunkten an den Extremitäten.
Bei alten Fällen mit Versteifungen z. B. des Schultergelenkes, kann auch die Aurikulotherapie, besonders vor einer geplanten „Mobilisierung" günstig sein.
Aku-Injektionen in die Punkte G 20 mit entweißten Hirnhydrolysaten (Glanoid cerebrale) oder bei chronischen Vaskulopathien mit Depot-Padutin haben sich ebenfalls bewährt.

2. Paraplegie

Die Paraplegie resultiert aus einer Störung der Nervenfunktion, die durch eine Querschnittläsion des Rückenmarkes bedingt ist. Als Ursachen kommen Traumen, entzündliche Prozesse oder Tumoren in Betracht.

Die hauptsächlichen klinischen Erscheinungen sind Lähmungen beider unteren Extremitäten mit Hypästhesie oder Anästhesie, Stuhl- und Harninkontinenz oder Harnretention.

Therapie:

Wähle Punkte entsprechend der Meridianverläufe und der Innervation. Starke Stimulierung bis zur Grenze der Erträglichkeit ist erforderlich. Elektrostimulation soll versucht werden.

Basispunkte:

Huatuojiaji = Extra 21 des korrespondierenden WS-Abschnittes, Yanglingquan = G 34, Zusanli = M 36, Sanyinjiao = MP 6.

Punkte, je nach Symptomatik:

Harn- und Stuhlinkontinenz: Guanyuan = KG 4, Ciliao = B 32, Zhibian = B 54 (49)

Bemerkung:

Die Akupunktur kann nur unterstützend auf die Symptome innerhalb des evtl. Rückbildungsprozesses wirken.

Die Behandlung soll täglich erfolgen, wobei 10 Behandlungen einen Zyklus bilden und zwischen den einzelnen Zyklen 3—5 Tage pausiert werden soll.

Kommentar:

So unwahrscheinlich es klingen mag, aber wir haben im Ludwig-Boltzmann-Institut für Akupunktur derzeit bei 2 Fällen von kompletten Querschnittslähmungen, die wir anfänglich lediglich aus Mitleid konsequent behandelten, insofern Erfolge erzielt, als der eine Fall nach 2 Jahren (ca. 80 Behandlungen) wieder die Unterschenkel bewegen und mit Hilfe stehen kann (nach 13 Jahren im Rollstuhl!) und der 2. Fall kontinent wurde (nach bisher ca. 30 Behandlungen). Bei weiteren 2 Fällen beginnen wir aufgrund dieser Erfolge, derzeit mit der Behandlung.

Sie erfolgt in ähnlicher Weise wie hier angegeben, mittels Elektrostimulierung der HUA-TUO-Punkte oberhalb und unterhalb der Querschnittsläsion, zusätzlich zugleich Nadelung der Motorikzonen in deren oberen

Abschnitten beiderseits und an den unteren Extremitäten die Punkte Le 3, Le 8 (9), G 34, B 58, MP 6 mit Nadeln oder Lasertherapie.

Basispunkte:
Extra 21 oder HUA-TUO-Punkte: *Sie liegen auf einer Linie zwischen dem LG und dem inneren Ast des Blasen-Meridians und werden in China bei Rückenmarksleiden empfohlen. Wir punktieren hier relativ tief, im Winkel von 45 Grad nach medial und verwenden Punkte, die oberhalb, neben dem korrespondierenden Abschnitt und unterhalb davon gelegen sind. Die oberen und unteren Nadeln werden bis zur Toleranzgrenze elektrisch, je Sitzung ca. 15 Minuten lang stimuliert.*

B 34: *liegt im 4. Foramen sacrale, hat praktisch dieselben Indikationen wie B 31, also lokalbezogen Ischialgie und Lumbogo, dürfte jedoch hier wegen der Wirkung auf die Blasenfunktion, auf Dysuresis usw. eingesetzt werden.*

M 36: *hier in seiner Eigenschaft als „Großer Heiler der Füße", gegen Lähmungen, Schwäche und Atrophie der Muskulatur der unteren Extremitäten.*

MP 6: *Vor allem zur Durchblutungsförderung in den unteren Extremitäten, aber auch gegen Harninkontinenz.*

Punkte, je nach Symptomatik:
Harn- und Stuhlinkontinenz:
KG 4: *Alarmpunkt des Dünndarm-Meridians und zugleich Reunionspunkt der Yin-Meridiane des Fußes, hier in Kombination mit*

B 32: *im 2. Foramen sacrale gelegen und, wie schon früher erwähnt, in China häufiger verwendet als der uns geläufigere Punkt B 31, hat jedoch dieselben Indikationen und hormonellen Wirkungen.*

B 40 (54): *der bekannte Stoffwechselpunkt und HO-Punkt seines Meridians, wirkt sowohl gegen Schwächezustände der Beinmuskulatur, als auch gegen Harninkontinenz.*

3. Epilepsie

In der Anamnese der Epilepsiekranken werden häufig wiederkehrende Anfälle ohne vorausgegangene emotionelle Faktoren beschrieben. Die Anfälle erfolgen oft plötzlich.

Beim sogenannten grand mal schreit der Patient und verliert das Bewußtsein. Er fällt zu Boden mit allgemeiner muskulärer Spastizität, die Pupillen sind dilatiert, das Gesicht ist zyanotisch, intermittierende Krämpfe der Extremitäten treten auf, ebenso Harn- und Stuhlverlust sowie Zungenbisse. Der Anfall kann einige Minuten andauern, wonach der Patient in einen tiefen Schlaf verfällt und beim Aufwachen keinerlei Erinnerung mehr an den Anfall hat.

Beim sogenannten petit mal dauert der Anfall nur einige Sekunden, dabei ist der Patient nicht ansprechbar, hat aber keine Krämpfe.

Manche Patienten starren dabei nach oben, und falls sie etwas in den Händen halten, lassen sie es fallen.

Die Epilepsie kann auch durch organisch bedingte Hirnherde ausgelöst werden. In diesen Fällen bestehen zwar einseitige Konvulsionen, aber keine Bewußtlosigkeit. Die Patienten verspüren manchmal nur ein taubes Gefühl im Gesicht und in den oberen und unteren Extremitäten.

Energische Maßnahmen sind erforderlich, wenn ein Anfall in den nächsten übergeht, also beim Status elepticus.

Therapie:

Man verwendet Punkte je nach den Symptomen. Starke Stimulierung bis zur erträglichen Grenze.

Basispunkte:

a) Renzhong = LG 26, Houxi = Dü 3, Shenmai = B 62.
b) Baihui = LG 20, Zhongwan = KG 12, Fonglong = M 40.
c) Xinshu = B 15, Ganshu = B 18, Sanyinjiao = MP 6.

Bemerkung:

Während eines Anfalles Punkte der Gruppe a). b) und c) können abwechselnd in den anfallsfreien Perioden eingesetzt werden.

Da die Epilepsie nur ein Symptom ist, sollen neben der Akupunktur dem Zustand angepaßte Medikamente verabreicht werden.

Kommentar:

Sofern sich ein in der Akupunktur versierter Arzt überhaupt entschließt, epileptische Anfälle zu behandeln, sollte er dies (außer er ist selbst Fachneurologe) nur in Zusammenarbeit mit einem solchen tun. Damit ist ge-

währleistet, daß der betreffende Fall diagnostisch ausreichend abgeklärt wurde. (Jeder zerebrale Anfall im mittleren und im höheren Lebensalter muß den Verdacht auf eine erworbene Hirnschädigung erwecken!)
Außerdem ist die forensische Verantwortung des Therapeuten zu bedenken!

Basispunkte:
a) Im Anfall:
LG 26: *In der Mitte der Naso-Labialrinne, an der Grenze des oberen Drittels gelegen, haben wir schon mehrmals in seiner Indikation „krisenhafte Zustände", Schock, Kollaps, Ohnmacht, Bewußtlosigkeit usw. kennengelernt.*
Punktur: bis 8 Fen schräg nach aufwärts.
Zusätzlich werden nun die beiden Kardinalpunkte Dü 3 und B 62 zur Aktivierung des Tou Mo und des Yang Tsiao Mo als Paar eingesetzt. Die Indikationen dieses Punktepaares umfassen zerebrale Vaskulopathien und deren Folgezustände, epileptiforme Anfälle, tetanische Krisen, alle neuralgiformen Schmerzen, zerebrale Reizerscheinungen, psychische Überspanntheit usw.
Der Unterschied zu unserer Auffassung beim Einsatz der Kardinalpunkte liegt darin, daß wir glauben, daß der Ablauf der Reizeingabe als Information für den Organismus eine gewisse Rolle spielt und wir daher die Kardinalpunkte (MP 4, KS 6, G 41, 3 E 5, Dü 3, B 62, Lu 7, N 6) immer als ersten oder letzten Punkt eines Therapieprogrammes punktieren. Im vorliegenden Fall, der kein sehr gutes Beispiel darstellt, hätten wir Dü 3, LG 26, B 62 in dieser Reihenfolge eingesetzt. Außerdem wenden wir die Kardinalpunkte vornehmlich erst dann an, wenn wir mit den üblichen Akupunkturpunkten keinen oder nur geringen Erfolg erzielen können. Dies wird meist bei chronischen Erkrankungen der Fall sein.

b) Im Intervall:
LG 20: *einer der wichtigsten Punkte am Schädel, auf der Medianlinie, dort wo sich diese mit einer durch die Spitze der Ohrmuschel gelegten Vertikalen trifft, in einem kleinen Grübchen gelegen, wird bei allen intrakraniellen Prozessen, zerebralen Vaskulopathien, Epilepsie, Vertigo, Kopfschmerzen usw. eingesetzt.*
Punktur: 5 Fen — 1 Cun schräg, oder Durchstechen bis zur Punktekombination „Weisheit der 4 Götter" = Extra 6 = LG 20 —1, —01.
KG 12: *der „digestive" Alarmpunkt des 3 E, wird hier gegen Neurasthenie, Schwindel mit Brechreiz verwendet.*
Punktur: 1—2 Cun senkrecht oder zu benachbarten Punkten, z. B. zu KG 13, M 21 durchstechen.
Nach einer Mahlzeit nicht zu tief punktieren!
M 40: *der Durchgangspunkt mit Verbindung zu MP 3, wird gegen Unruhe, starke Kopfschmerzen, Schwindel und depressive Verstimmung gegeben.*
Punktur: $1^1/_2$—3 Cun schräg, etwas nach medial.

c) alternierend im Intervall:

B 15: *der Zustimmungspunkt des Herzens, $1^1/_2$ Cun seitlich des Unterrandes des 5. B.W.D. gelegen, mit seinen psychischen Indikationen Neurasthenie, Hysterie, Unruhe, Herzklopfen, Angstzustände — ist auch gegen epileptiforme Anfälle wirksam.*

B 18: *der Zustimmungspunkt für die Leber, $1^1/_2$ Cun seitlich des Unterrandes des 9. B.W.D. gelegen, hat Einfluß auf Anämien, er wird aber auch gegen übermäßiges Schwitzen und nervös bedingtes Erbrechen verwendet.*

Punktur: für B 15 und B 18: 5 Fen — 1 Cun schräg.

MP: 6: *der Kreuzungspunkt der Yin-Meridiane des Fußes, daher Gruppen-, Lo-Punkt, wird in seiner durchblutungsregulierenden Wirkung und gegen Energiemangel, Angstgefühl, Neurasthenie, Schwindel und depressive Verstimmungen eingesetzt.*

Punktur: bis 2 Cun senkrecht. Es wird auch bis zum gegenüberliegenden G 39 (ebenfalls Gruppen-Lo-Punkt) durchgestochen!

4. Kopfschmerzen

Kopfschmerzen können durch verschiedene Ursachen bedingt sein.
a) Intrakranielle Erkrankungen,
b) Erkrankungen der Sinnesorgane,
c) funktionelle Ursachen, die eine Migräne auslösen können,
d) durch allgemeine Erkrankungen wie Hypertonie usw.

Therapie:

Man verwendet lokale Punkte, die man mit distalen der entsprechenden Meridiane kombiniert.
Die Art und Stärke der Stimulierung richtet sich nach dem jeweiligen Krankheitszustand.

Basispunkte:

Scheitelkopfschmerzen: Baihui = LG 20, Kunlun = B 60, Xingjian = Le 2
frontale Kopfschmerzen: Yangbai = G 14, Yintang = Extra 1, Hegu = Di 4.
temporale Kopfschmerzen: Taiyang = Extra 2, Fengchi = G 20, Waiguan = 3 E 5.
okzipitale Kopfschmerzen: Yamen = LG 15, Tianzhu = B 10, Kunlun = B 60.
generalisierte Kopfschmerzen: Yamen = LG 15, Yintang = Extra 1, Hegu = Di 4, Waiguan = 3 E 5.

Bemerkung:

Es ist im allgemeinen nicht vorteilhaft, bei den Schädelpunkten zu starke Stimulierung anzuwenden. Die Behandlungen sollen täglich oder jeden 2. Tag erfolgen, wobei die Nadeln 15—20 Minuten belassen werden sollen. Die Akupunktur ist erfolgversprechend bei Kopfschmerzen nach Gehirnerschütterung, bei funktionellen Kopfschmerzen, wie sie als prä- oder postmenstruelle Spannungskopfschmerzen bekannt sind, auch beim Menopausesyndrom, bei Kopfschmerzen nach operativen Eingriffen usw. Wenn sich die Kopfschmerzen nach der Akupunktur verstärken, steckt zumeist ein ernstliches Leiden wie ein Tu cerebri oder ein fokaltoxisches Geschehen dahinter.
Eine entsprechende Untersuchung und evtl. Behandlung sollte unmittelbar in Angriff genommen werden.

Kommentar:
Den Inhalt der obigen letzten Zeilen sollte sich jeder Akupunkteur zu Herzen nehmen, der das Symptom Kopfschmerzen als führende oder Begleitkrankheit behandelt. Es zeigt sich leider immer wieder, daß eine vorhe-

rige diagnostische Abklärung doch nicht ausreichend genug war. Das Versagen der Akupunktur gibt uns, wie auch bei anderen Leiden einen Hinweis, nach 4—5 erfolglosen Behandlungen eine neuerliche diagnostische Abklärung vorzunehmen. Ein fokaltoxisches Geschehen sollte allerdings v o r Beginn der Akupunkturtherapie ausgeschlossen oder saniert werden. Gerade bei diesem Krankheitsbild gibt es kein starres Programm, das sich wie die obigen Punkteangaben nur nach der Lokalisation oder Propagierung der Schmerzen richtet. Wir bevorzugen daher ein individuelles Vorgehen, bei dem die oben zitierten Punkte als eine Art Grundlage gelten können.

Basispunkte:
Scheitelkopfschmerzen:
LG 20: *der schon häufig zitierte zentrale Reunionspunkt des Schädels, 8 longitudinale Schädel-Cun vom P.d.M. nach okzipital gelegen, der praktisch bei allen intrazerebralen Krankheitsbildern eingesetzt werden kann, hier gegen Scheitelkopfschmerzen.*

B 60: *King-Punkt, typisch als Fernpunkt nicht nur allgemein gegen Schmerzen, sondern speziell gegen Scheitelkopfschmerzen verwendet. (Meridianverlauf über den Schädel mit seinen Verbindungen zum LG!) Punktur: 1 Cun senkrecht.*

Le 2: *Sedativpunkt, soll seiner spasmolytischen und kalmierenden Wirkung gerecht werden und zusätzlich bei toxisch bedingten Kopfschmerzen (nach Alkoholgenuß usw.) über die empirisch bekannte intrakranielle Verbindung von G 1 zu LG 20 Einfluß nehmen. Weiters wirkt er besonders bei Cholerikern gegen Zorn und Ärger und dadurch bedingte kongestive Kopfschmerzen.*
Punktur: 5 Fen — 1 Cun, senkrecht.

Frontalkopfschmerzen:
G 14: *Reunionspunkt mit dem 3 E und dem Yang Ming sowie mit dem außergewöhnlichen Gefäß Yang Oe. Der Punkt ist beim Blick geradeaus, senkrecht über der Pupille, 1 Cun über der Mitte der Augenbrauen gelegen. Er wird fast immer bei Stirnkopfschmerzen, und besonders wenn diese mit Augensymptomen kombiniert auftreten, zu punktieren sein. Außerdem bei jenen Migräneformen, die gallebedingt nach dem Genuß von Fett, Schokolade, Käse usw. auftreten. Insofern hat er auch diagnostische Bedeutung. (BISCHKO)*
Punktur: 5 Fen horizontal.

Extra 1: *uns als P.d.M. bekannt, in der Mitte des Zusammenflusses der Augenbrauen lokalisiert, ist ebenfalls ein führender Punkt bei Kopfschmerzen, auch wenn diese mit Schwindel und Brechreiz oder Augenschmerzen einhergehen.*
Punktur: bis 8 Fen subkutan nach abwärts.

Di 4: *Quellpunkt, Stoffwechselpunkt und einer der „Universalpunkte" der Akupunktur wird hier außer seiner Allgemeinwirkung gegen migränoi-*

de Kopfschmerzen, auch mit Sehstörungen und wie im Kapitel „Chronische Rhinitis, Sinusitis" beschrieben, eingesetzt.

Temporalkopfschmerzen:

Extra 2: *Taiyang = „Höchster Glanz, Sonne", schon mehrmals beschrieben, ist schon durch seine Lage in der Schläfengrube, 1 Cun okzipital von G 1 bzw. 3 E 23 (21) prädestiniert Schläfenkopfschmerzen zu beeinflussen. Außerdem ist seine hypophysäre Wirkung (sogenannte Querdurchflutung) einkalkuliert. Die vornehmen Damen im alten China haben den Punkt, der als „Kopfschmerzpunkt für Frauen" bekannt war, mit einer opiumhaltigen Salbe massiert.*

Punktur: entweder senkrecht bis zu 5 Fen, oder schräg subkutan bis zu $1\frac{1}{2}$ Cun oder mit der Dreikantnadel eine kleine Blutung hervorrufen.

G 20: *ebenfalls schon mehrmals als ein Punkt beschrieben, der in der neueren chinesischen Literatur bei allen intrakraniellen Leiden, aber auch Okzipitalneuralgien, Kopfschwartenneuralgien, Zervikalsyndrom usw. verwendet wird.*

Durch seine Reunionen mit dem 3 E und dem außergewöhnlichen Gefäß Yang Oe ergibt sich die Verbindung zum folgenden 3 E 5. G 20 wird eine sympathikotone Wirkung nachgesagt und er gilt, gemeinsam mit B 10 punktiert, als sogenannte „Vegetative Basis".

Punktur: 1—2 Cun, in Richtung zum kontralateralen Auge.

3 E 5: *der Durchgangspunkt zu KS 7 wird hier als Kardinalpunkt zur Aktivierung des außergewöhnlichen Gefäßes Yang Oe eingesetzt.*

Darüber hinaus hat er natürlich (Meridianverlauf am seitlichen Schädel) direkten Einfluß auf die Schläfengegend und nimmt dort Verbindung mit dem Extra 2 = Taiyang auf.

Er ist besonders gegen jene Kopfschmerzen einsetzbar, die in Verbindung mit Witterungseinflüssen auftreten oder sich dadurch verschlechtern (Föhnkopfschmerzen usw.)

Punktur: 1—$1\frac{1}{2}$ Cun, senkrecht oder schräg.

Okzipitalkopfschmerzen:

LG 15 (14): *Yamen = „Tor des Schweigens", ist ein Reunionspunkt mit dem außergewöhnlichen Gefäß Yang Oe. Er liegt 3 Cun oberhalb von LG 14 (13) und soll senkrecht in Richtung des Kehlkopfes und nicht mit nach oben gerichteter Nadel bis zu $1\frac{1}{2}$ Cun tief punktiert werden. Kopfschmerzen in der Okzipitalregion, Schwindel, zerebrale Insulte usw., kurz, nach der Tradition alle Störungen die sich aus einer „Yang-Überfülle" ergeben können, gehören zu seinen Indikationen.*

B 10: *(siehe oben, bei G 20), das Pendant mit parasympathischer Wirkung, 1 Cun unter Protuberantia occipitalis externa und $1\frac{1}{2}$ Cun lateral der Medianlinie, in einer deutlich tastbaren Vertiefung gelegen, ist schon durch seine Lokalisation ein führender Punkt bei Okzipitalschmerzen mannigfaltiger Genese. Seine Wirkung auf die Schädeldurchblutung, auf Augenaffektionen, ophthalmisch bedingten Schwindel und seine psychisch ausgleichende Wirkung muß hervorgehoben werden.*

154

Generalisierte Kopfschmerzen:

B 60: *Alle Punkte wurden bereits vorhergehend beschrieben. Mit der Kombination LG 15 (14) und dem P.d.M. erfolgt eine Art „Längsdurchflutung" des Schädels, während Di 4 und 3 E 5, der auch hier als Kardinalpunkt eingesetzt wird, als wichtige Fernpunkte mit der ihrem Meridianverlauf am Schädel entsprechenden Wirkung agieren, abgesehen von ihrem Einfluß auf das Allgemeinbefinden.*

5. Trigeminusneuralgie

Das Hauptsymptom dieser Krankheit sind scharfe peinigende Schmerzen in der Gesichtsregion, verursacht durch den Trigeminusnerv, der dreigeteilt in einen ophthalmischen, maxillaren und mandibularen Ast ausstrahlt. Die klinischen Erscheinungen manifestieren sich in einem elektroschockähnlichen plötzlich auftretenden Anfall mit stechenden und brennenden Schmerzen. Der starke Schmerz dauert in der befallenen Region einige Sekunden bis zu Minuten. Die Anfälle können zu verschiedenen Tageszeiten auftreten, gewöhnlich beim Waschen des Gesichtes, beim Zähneputzen, beim Essen oder beim Sprechen. Der Schmerz nimmt zumeist auf einer Gesichtshälfte in der Gegend des 2. oder 3. Astes seinen Ausgang.

Zwischen den einzelnen Anfällen ist der Patient gewöhnlich schmerzfrei. Häufiger als andere Gruppen befällt das Leiden Frauen im mittleren Alter.

Therapie:

Die Punkteauswahl soll der Innervation entsprechen und mit distalen Punkten der passenden Meridiane kombiniert werden.
Starke Stimulierung mit langem Liegenlassen der Nadeln ist erforderlich.

Basispunkte:

1. Ast befallen: Zanzhu = B 2, Yangbai = G 14, Taiyang = Extra 2, Waiguan = 3 E 5.
2. Ast: Sibai = M 2 (5), Juliao = M 3 (6), Renzhong = LG 26, Hegu = Di 4.
3. Ast: Xiaguan = M 7 (2), Jiache = M 6 (3), Chengjiang = KG 24, Neiting = M 44.

Bemerkung:

Die Trigeminusneuralgie ist eine besonders obstinate Erkrankung. Wenn es nötig erscheint, soll daher die Akupunktur mit entsprechender medikamentöser Therapie kombiniert werden.
Die Patienten sind anzuweisen in dauernder Beobachtung und evtl. akupunkturistischer Behandlung zu bleiben!
Behandle täglich, solange die Schmerzattacken bestehen, manipuliere dabei die Nadeln alle 5—10 Minuten und belasse die Nadeln mindestens 30 Minuten oder bis zu 1 Stunde!

Kommentar:

Der Beschreibung der Krankheit ist besonders was den ersten Satz der „Bemerkung" betrifft, zuzustimmen. Es fehlt lediglich der Hinweis auf eine bei diesem Leiden besonders wichtige Fokussuche und exakte Sanierung. Weiters haben unsere Erfahrungen ergeben, daß mit Tegretol (5-Carbamoyl-5-H-dibenzazepin) vorbehandelte und danach süchtige Patienten, trotz mancher Nebenwirkungen auf die Akupunkturbehandlung wesentlich schlechter und verzögerter ansprechen als unbehandelte. Dies dürfte mit der zentralen Wirkung des als Antiepileptikum konzipierten Präparates zusammenhängen.

Bei Schmerzen im Gebiet des 1. Astes muß immer an organische Prozesse (Glaukom, Aneurysmadruck oder eine diabetische Neuropathie) gedacht werden. Sind alle 3 Äste befallen oder bestehen doppelseitige Schmerzattacken, kann keinesfalls die Diagnose idiopathische Trigeminusneuralgie gestellt werden.

Ähnlich unleidlich für den Patienten wie die Trigeminusneuralgie sind die Glossopharyngeusneuralgie, mit ihren zum Zungengrund ausstrahlenden Schmerzen und die Intermediusneuralgie mit Schmerzen im Bereich des Gehörganges und des hinteren Zungenanteiles.

Auch das HORTON-Syndrom kann Schmerzen, die ähnlich jenen der Trigeminusneuralgie sind, machen. Es ist mittels Akupunktur relativ gut beeinflußbar.

Die Kombination der Nadelung der entsprechenden Fernpunkte mit der Laserbestrahlung der lokalen Gesichtspunkte (Dauer je Punkt 10 Sekunden, entweder Dauerstrahl oder mit einer Frequenz von 5 Hz) und zusätzliche Aku-Injektionen mit Vitamin B 12, 500 Gamma pro Punkt, hat sich bei therapierefraktären Fällen an unserem Institut sehr bewährt.

Basispunkte:
1. Ast:
B 2: *in den Foramina supraorbitales gelegen, ist ein Hauptpunkt gegen Schmerzen im Stirnbereich und beeinflußt auch die bei der Trigeminusneuralgie häufig auftretende für den Patienten äußerst unangenehme einseitige Nasensekretion.*
Punktur: 3—5 Fen schräg.
G 14: *bereits im Kapitel „frontale Kopfschmerzen" beschrieben.*
Extra 2: *ebendort beschrieben, kann auch durchaus als ein wichtiger Punkt gegen Schmerzen im Bereich des 2. Astes angesehen werden.*
3 E 5: *auch hier wieder als Kardinalpunkt zur Aktivierung des Yang Oe eingesetzt, erreicht als Fernpunkt im Schädelbereich seinen Partner im Chao Yang, den Gallenblasenmeridian.*
Er eignet sich so wie der Extra 2 (dünne Injektionsnadel an der Schmerzseite langsam $^1/_4$—$^1/_2$ ml Vitamin B 12 applizieren) für Aku-Injektionen.
2. Ast:
M 2 (5) *in dem Grübchen, das dem Foramen infraorbitale entspricht, gelegen, wird bei uns seltener verwendet. Wir bevorzugen Dü 18 und Di 20, an dem wir ebenfalls Aku-Injektionen, gemeinsam mit einer am contralateralen Di 4 vornehmen.*

Die Punktur des M 2 (5) soll 3—5 Fen tief, senkrecht oder schräg erfolgen.

M 3 (6): *am Unterkieferwinkel, am Ansatz des M. masseter, an der oberen Mandibulakante gelegen, ist ein typischer Punkt gegen Neuralgien des 2. Astes. Auch er eignet sich für Aku-Injektionen.*
Punktur: 5 Fen — 1 Cun, senkrecht oder schräg.

Di 4: *schon mehrmals, auch in seiner hypalgetischen Wirkung bei Nadelmanipulation beschrieben, hier als Fernpunkt, der im Gesichtsbereich mit seinem Yang-Ming-Partner, dem Magen-Meridian in Verbindung tritt und die Wirkung verstärkt.*
Zur Hypalgesiewirkung muß das De Qi = Nadelgefühl erreicht werden, daher ist ein relativ tiefer Stich mit anschließendem Heben und Senken sowie Rotieren der Nadel erforderlich.

3. Ast:

M 7 (2): *in einem Grübchen vor dem Condylus mandibulae, in der Mitte des Masseteransatzes am Jochbein gelegen, ist er ein typischer Punkt, der auch bei Arthritiden des Mandibulargelenkes, Fazialisparese, Zahnschmerzen usw. eingesetzt werden kann.*
Punktur: 5 Fen senkrecht.

M 6 (3): *bei der Neuralgie des 2. Astes beschrieben.*

KG 24: *ein Reunionspunkt mit dem Yang Ming und dem LG, ist durch seinen Beinamen „Aufnahme der (aus dem Mund rinnenden) Flüssigkeiten" für Fazialisparesen prädestiniert, jedoch unserer Erfahrung nach auch bei der Neuralgie des 3. Trigeminusastes sehr wichtig. Er liegt in der Mitte der mentolabialen Furche und soll 3—5 Fen schräg nach aufwärts punktiert werden.*

M 44: *schon im Zusammenhang mit Zahnschmerzen beschrieben, 5 Fen oberhalb der Interdigitalfalte, zwischen den Grundgelenken der 2. und 3. Zehe (etwas näher zu dieser) gelegen, wird als Fernpunkt eingesetzt. Seine psychisch sedierende Wirkung ist bekannt.*
Punktur: 5 Fen — 1 Cun, senkrecht oder schräg nach aufwärts.

6. Fazialisparese

Bei Paralyse des N. facialis, auch Fazialislähmung genannt, muß man 2 Formen unterscheiden, die periphere und die zentrale. Die erstere wird zumeist durch eine Neuritis des N. facialis ausgelöst, besonders bei Exposition in Wind und Kälte. Sie beginnt plötzlich mit Schmerzen in der Gegend hinter dem Ohr, darauf folgt als Ausdruck der Lähmung des N. facialis das Unvermögen die Stirn zu runzeln und das Auge ganz zu schließen. Die Nasolabialfalte ist verstrichen und der Mund erscheint gegenüber der gesunden Seite verzogen. Es kann auch zum Geschmacksverlust in den vorderen zwei Dritteln der Zunge auf der affizierten Seite kommen sowie zu Geräuschüberempfindlichkeit. Besteht die Erkrankung über längere Zeit, dann kommt es zu einer Kontraktion des M. facialis mit Verziehung des Mundwinkels nach unten. Dabei können Muskelzuckungen und ein unangenehmes Gefühl der Steifigkeit auftreten. Die Fazialisparese vom zentralen Typ wird durch zerebrale Vaskulopathien oder Tumoren verursacht. Ihre Symptome beschränken sich auf die untere Gesichtshälfte, wo die Muskulatur gelähmt ist.

Das Stirnrunzeln und der Augenschluß sind nicht beeinträchtigt, aber es kann eine Lähmung der oberen Extremität vorhanden sein.

Therapie:

Man wähle lokale Punkte und distale, die dem Verlauf der entsprechenden Meridiane zugeordnet sind. Dabei sollen die Nadeln an der affizierten Region horizontal oder schräg eingestochen werden und nur leichte Stimulierung erfolgen. Auch Moxibustion an der erkrankten Seite ist indiziert.

Basispunkte:

Yangbai = G 14 — horizontaler Stich!
Sizhukong = 3 E 23 (23) — horizontaler Stich!
Sibai = M 2 (5) — horizontaler Stich!
Hegu = Di 4.

Punkte, je nach Symptomatik:

Verstrichene Nasolabialfalte: Yingxiang = Di 20 — horizontal!
Schiefe Oberlippe: Renzhong = LG 26 — horizontaler Stich!
Schiefe Unterlippe: Chengjiang = KG 24.
Schmerzen in der Mastoidgegend: Yifeng = 3 E 17, Huizong = 3 E 7.

Bemerkung:

Behandle täglich und belasse die Nadeln 15—20 Minuten.

Kommentar:

Wir würden für eine strenge Trennung der hier gemeinsam abgehandelten Krankheitsbilder in therapeutischer Hinsicht eintreten.

Während für frische Formen der rheumatischen Fazialislähmung durchaus gute Chancen mittels der Akupunkturtherapie bestehen, sind alte Paresen oft therapierefraktär.

Die zentralen Paresen aufgrund von zerebralen Vasculopathien, würden wir unbedingt zusätzlich mit den beiden unteren Fünfteln der Motorikzone bilateral behandeln. Paresen die durch Tumoren bedingt sind, gehören in sofortige neurochirurgische Behandlung, die Akupunktur könnte bestenfalls postoperativ eingesetzt werden.

Basispunkte:

G 14: *bei „Trigeminusneuralgie" ausreichend beschrieben. Durch den geforderten horizontalen Stich wird in einer Art Auffädelungstechnik ein größeres Areal stimuliert.*

3 E 23 (21): *Endpunkt des Meridians, am lateralen Ende der Augenbrauen in einem kleinen Knochengrübchen gelegen, stellt die energetische Verbindung zum Gallenblasen-Meridian und damit des Chao Yang her. Der Punkt ist auch bei migränoiden Kopfschmerzen und Sensibilitätsstörungen im Gesichtsbereich wirksam.*

M 2 (5): *schon bei „Trigeminusneuralgie" des 2. Astes beschrieben.*

Di 4: *wieder als bewährter Fernpunkt, mit Wirkung auf das Nasolabial- und anschließende Wangengebiet, fördert die Verbindung des Yang Ming (M-, Di-Meridian) im Gesichtsbereich.*

Punkte, je nach Symptomatik:
Verstrichene Naso-Labialfalte:

Di 20: *Endpunkt seines Meridians mit Verbindung zu M 1 (4). Auch hier der horizontale Stich, der dieser Indikation im lokoregionalen Sinn besser gerecht wird.*

Schiefe Oberlippe:

LG 26: *der schon mehrmals beschriebene Punkt gegen „krisenhafte" Zustände wird hier quer „aufgefädelt" ähnlich den aus „Schönheitsgründen" bei den alten Neger- oder Indianerstämmen vorgenommenen Durchbohrungen der Oberlippe, um dort Elfenbeinstäbe oder sonstigen Schmuck befestigen zu können.*

Schiefe Unterlippe:

KG 24: *auch in dieser Indikation bei „Trigeminusneuralgie" des 3. Astes beschrieben.*

Schmerzen in der Mastoidgegend.

Besonders wenn die Ätiologie in einer akuten oder chronischen Otitis besteht, was wir ausschließen wollen, aber auch bei rheumatischen Lähmungen vorkommend, kann dies zu einer übereilten Dekompensationsoperation im Felsenbeinbereich führen. Das Elektromyogramm könnte hier Aufschluß geben.

3 E 17: *hier lokoregional und auch die mimische Muskulatur betreffend, eingesetzt.*
Punktur: vor der Mastoidspitze, schräg nach aufwärts.
3 E 7: *1 Cun proximal von 3 E 5 und 1 Querfinger nach radial gelegen, wird bei uns nur selten verwendet. Hier wird er als Tsri = Xi-Punkt gegen Energieblockaden im Meridianbereich bei akuten Krankheitszeichen eingesetzt.*

7. Interkostalneuralgie

Die klinischen Zeichen dieser Erkrankung sind häufig rezidivierende Schmerzen in einem oder mehreren Interkostalräumen, manchmal gürtelförmig ausgedehnt.

Der Schmerz, der sich entlang der Rippen erstreckt, verstärkt sich bei tiefer Atmung oder beim Husten und ist charakterisiert als scharfes Stechen oder als Gefühl eines elektrischen Schlages. In schweren Fällen kann der Schmerz in die lumbodorsale Region ausstrahlen, dabei besteht eine Hypästhesie des dazugehörigen Hautgebietes mit Druckempfindlichkeit der Rippenansätze.

Therapie:

Wähle Punkte, die der Innervation entsprechen, dazu distale Punkte der entsprechenden Meridianverläufe. Milde Stimulierung.

Basispunkte:

Huatuojiaji = Extra 21 der entsprechenden Region. Qimen = Le 14, Yanglingquan = G 34, Taichong = Le 3.

Bemerkung

Behandlung 1mal täglich, wobei die Nadeln 15—20 Minuten belassen werden.

Kommentar:

Differentialdiagnostisch kommt das Anfangsstadium eines Herpes zoster in Betracht, manchmal aber auch ein Pancoast-Syndrom, allerdings meist im Bereich der oberen Rippen, daher sind Röntgenaufnahmen der Wirbelsäule, des knöchernen Thorax und *der Lunge, vor Beginn der Therapie unerläßlich!*

Basispunkte:

Extra 21: *Die zwischen dem inneren Ast des Blasen-Meridians und dem LG gelegenen HUA-TUO-Punkte der entsprechenden Region werden schräg nach medial punktiert.*

Le 14: *Alarmpunkt der Leber, ist gleichzeitig ein Reunionspunkt mit dem MP-Meridian und dem außergewöhnlichen Gefäß Yin Oe. Er liegt auf der Mamillarlinie, wo diese den 6. ICR schneidet und wird hier gegen Interkostalneuralgie und Pleuralgien verwendet.*

G 34: *(siehe Meridianverlauf) hier gegen Schmerzen in der seitlichen Thoraxgegend.*

Le 3: *hat als Quellpunkt Verbindung zu G 37 und wird dadurch gegen Schmerzen im Mamma- und seitlichen Thoraxbereich eingesetzt.*

Aus unserer Sicht vermissen wir KS 7, der sich mit 3 E 5 besonders bei Zosterneuralgien gut bewährt.

8. Ischias

Ischias ist ein Symptom, das auftritt wann immer der Ischiasnerv durch verschiedene ätiologische Faktoren affiziert wird. Nach der Ätiologie kann man eine Einteilung in einen primären und einen sekundären Typ treffen. Das übliche Symptom der Ischias ist ein diffuser brennender oder stechender Schmerz, der im Verlauf des N. ischiaticus auftritt, d. h. von der Glutealregion über die Hinterseite des Oberschenkels über den posterolateralen Unterschenkel hinunter bis zur Außenseite des Vorfußes. Es bestehen oft intensive intermittierende Schmerzen, die sich in der Nacht und beim Gehen verstärken. Ein Test, indem man den Patienten mit durchgestreckten Beinen sich bücken läßt, oder indem man bei am Rücken liegenden Patienten das gestreckte Bein langsam bis ca. 40 Grad anhebt, ist positiv, wenn dabei deutliche Schmerzen auftreten.

Therapie:

Wähle Punkte entlang der Schmerzausstrahlung, gib mittelstarke Stimulierung. Moxibustion oder Schröpfbehandlung ist ebenfalls indiziert, besonders bei der primären Form.

Basispunkte:

Zhibian = B 54 (49), Dachangshu = B 25, Huantiao = G 30, Yinmen = B 37, Yanglingquan = G 34, Xuanzhong = G 39, Chengshan = B 57, Huatuojiaji in Höhe L 4—L 5.

Bemerkung:

Behandle täglich oder jeden 2. Tag und belasse die Nadeln 15—20 Minuten.

Kommentar:

Eines der häufigsten Schmerzsyndrome, das der akupunktierende Arzt zu Gesicht bekommt. Gerade deswegen — kein Therapiebeginn ohne Laborbefunde — urologische Untersuchung. (Jeder Ischiasschmerz beim über 50jährigen Mann ist als Verdachtfall auf ein Prostatakarzinom zu bewerten!) Bei Frauen natürlich gynäkologische Begutachtung. Röntgen ist wohl selbstverständlich.

Basispunkte:
B 54 (49): neben dem Hiatus sacralis, 3 Cun lateral von der Unterkante des 4. S.W.D. gelegen, in Höhe von B 34.
Indikationen: Lendenwirbelschmerzen, Ischialgie, Kokzygodynie, Sensibilitätsstörungen im Bereich der unteren Extremitäten.
Punktur: 8 Fen — 2 Cun senkrecht.

B 25: *der Zustimmungspunkt des Dickdarms liegt $1^1/_2$ Cun seitlich des Unterrandes des 4. L.W.D. und wird gegen Lumbalgien in der Nierenregion, auch bei erschwerter Miktion eingesetzt. Er beeinflußt auch eine bestehende Obstipation.*
Punktur: bis $1^1/_2$ Cun senkrecht.

G 30: *Reunionspunkt mit dem Blasen-Meridian, einer der Testpunkte für Knochenerkrankungen, auf die seine exquisite Druckempfindlichkeit diagnostisch hinweisen kann, ist nicht nur für Schmerzen im Bereich des Hüft- und Kniegelenkes zuständig, sondern auch bei lateralen Ischiasschmerzen ein führender Punkt.*
Punktur: bis zu 2 Cun senkrecht.

B 37 (51): *in der Mitte der Rückseite des Oberschenkels, 7 Cun oberhalb von B 40 (54) oder der dorsalen Kniegelenksfalte gelegen, wird gegen Kreuz- und Rückenschmerzen und Ischias bis zu 3 Cun senkrecht punktiert.*
Er gilt auch als ein Hilfspunkt bei Paresen der unteren Extremitäten.

G 34: *der Ho-Punkt seines Meridians und „Meisterpunkt" der Muskulatur, wird hier vorwiegend gegen laterale Ischiasschmerzen, Sensibilitätsstörungen und Muskelschwäche oder Kontrakturen eingesetzt. Außerdem vermag er die Durchblutung der Unterschenkel zu steigern.*

G 39: *schon mehrmals als Gruppen-, Lo-Punkt mit vielfältiger Wirkung beschrieben, wird ebenfalls gegen lateral am Unterschenkel ausstrahlende Schmerzen, die das Gehen behindern, punktiert. Er wirkt auch allgemein gegen Schmerzsensationen in Knochen und Muskeln.*
Punktur: von G 34 und G 39: bis 2 Cun senkrecht.

B 57: *in China häufig bei Ischialgien, Durchblutungsstörungen und Krämpfen der Beinmuskulatur empfohlen. Sein Beiname: „Stützmuskel".*
Seine Punktur: bis 3 Cun senkrecht.
HUA-TUO-Punkte im Bereich von L 4—L 5 wurden schon bei früheren Krankheitsbildern ausführlich erwähnt.

9. Polyneuritis (Multiple Neuritis)

Unter Polyneuritis versteht man eine periphere Neuritis, die meist mit symmetrischen Störungen bis zu schlaffen Paralysen einhergehen kann. Die Symptome in den distalen Anteilen der Gliedmaßen sind zumeist schwerer als in den proximalen Regionen, ihre Entwicklung erfolgt also schrittweise zentripetal.

Der Beginn der Erkrankung erfolgt unmerklich mit Taubheits- und Spannungsgefühl oder Parästhesiegefühl in den Extremitäten.

Später kommt es zu einer teilweisen oder kompletten Gefühllosigkeit. Da die Symptome wie bereits gesagt sich mehr im distalen Bereich abspielen, treten Handschuh oder Socken ähnliche Gefühlsstörungen auf. Zeichen einer motorischen Störung machen sich bei der Greifbewegung der Finger bemerkbar durch den Verlust der Muskelkraft in den Extremitäten, durch muskuläre Atrophien und durch schlaffe Lähmungen im Sinne einer Fallhand oder ähnlich im Bereich des Sprunggelenkes.

Die Sehnenreflexe können zu Beginn der Erkrankung gesteigert auslösbar sein, später kaum oder gar nicht.

Die Erkrankung wird gewöhnlich durch infektiöse oder toxische Schädigungen wie Diphtherie oder durch andere akute Infektionskrankheiten oder durch Intoxikationen durch Schwermetalle wie Arsen, Blei und Quecksilber, Kohlenwasserstoff, Sulfonamide, Euracillin und Isoniacid verursacht.

Schwere Störungen des Metabolismus und Mangelernährung (chronische Gastroenteritis, Beri-Beri) können ebenso für die Erkrankung verantwortlich sein.

Therapie:

Wähle lokale Punkte und distale nach den entsprechenden Meridianverläufen. Milde Stimulierung!
Auch Moxibustion ist angezeigt.

Basispunkte:

Baxi = Extra 28, Quchi = Di 11, Waiguan = 3 E 5, Bafeng = Extra 36, Zusanli = M 36, Sanyinjiao = MP 6.

Bemerkung:

Behandle 1mal täglich, belasse die Nadeln 15—20 Minuten.
Zusätzliche Medikamente sind erforderlich!

Kommentar:

Die obigen Angaben zum Krankheitsbild umfassen eigentlich polytope Nervenschädigungen, deren Ursachen Polyneuritiden, Polyradikulitiden und Polyneuropathien sein können.

So kann die Akupunktur nur als symptomatische Therapie neben der internistischen und neurologischen Erfassung und Bekämpfung der Grundleiden Geltung erlangen.

Basispunkte:

Extra 28 = Baxi und Extra 36 = Bafeng *sind jene je 4 Punkte am Dorsum jeder Hand und jeden Fußes, die in der Mitte der Interdigitalfalten gelegen sind. Ihre Indikationen erstrecken sich im wesentlichen auf Schmerzen und Taubheitsgefühl in Händen und Füßen.*

Ihre Punktur soll bis zu 1 Cun tief, schräg nach proximal erfolgen.

Di 11: *Der Ho-Punkt und Tonisierungspunkt beherrscht regional den Arm und überregional hat er Wirkung auf die Verdauung und Dickdarmmotilität. Seine Allgemeinwirkung ist antitoxisch im Sinne der Ausscheidung und fiebersenkend.*

3 E 5: *hat mindestens eine ebenso große regionale und vor allem Allgemeinwirkung. Er gilt nicht umsonst als ein Spezialpunkt zur generellen Rheumatherapie, Neuritiden und Neuralgien eingeschlossen.*

M 36: *Es hieße Eulen nach Athen tragen, wenn man die Wirkung dieses „Universalpunktes" noch besonders herausstellen würde.*

MP 6: *der Kreuzungspunkt der Yin-Meridiane der Beine wirkt besonders mit M 36 regional gegen ziemlich alle Leiden im Bereich der unteren Extremitäten und beide ergänzen sich in ihrer Allgemeinwirkung dadurch, daß die Punktur des MP 6 eben auch den Nieren- und den Leber-Meridian beeinflußt.*

10. Neurasthenie

Darunter versteht man eine funktionelle Störung des ZNS, die eine zeitweilige Unausgeglichenheit der Tätigkeit der höheren Zentren zur Folge hat, wobei psychische Faktoren das auslösende Element darstellen.

Die Neurasthenie betrifft jüngere und Personen mittleren Lebensalters. Die Symptome variieren, aber in der Hauptsache stehen Schlafstörungen, Kopfschmerzen, Schwindelgefühl, abnorme Müdigkeit, schlechtes Merk- und Erinnerungsvermögen und Angstgefühl im Vordergrund.

Andere Begleitsymptome ergeben sich aus einer Dysfunktion des autonomen Nervensystems und äußern sich in Palpitationen, Kurzatmigkeit, Rötung oder Blässe des Gesichts, Schwindel, Ohrgeräuschen usw.

Wenn der Patient über einen Teil der obigen Beschwerden klagt und keinerlei pathologisches Substrat gefunden werden kann, dann erst darf die Diagnose Neurasthenie gestellt werden.

Therapie:

Wähle Punkte des Herz- und KS-Meridians als Hauptpunkte und kombiniere diese mit Punkten, die den Symptomen entsprechen.
Milde bis mittelstarke Stimulierung, auch Beklopfen mit dem Pflaumenblütenhämmerchen kann angezeigt sein.

Basispunkte:

Shenmen = H 7, Neiguan = KS 6, Sanyinjiao = MP 6, Baihui = LG 20.

Bemerkung:

Die Behandlung soll 1mal täglich erfolgen, wobei die Nadeln 15—20 Minuten belassen werden sollen.
Wenn das Pflaumenblütenhämmerchen verwendet wird, sollen die paravertebralen Regionen besonders im Bereich der Hals- und Lumbalgegend damit gereizt werden.

Kommentar:

Die vegetative Dysfunktion, auch als psycho-vegetatives Syndrom beschrieben, hat, wie eine genaue Anamnese zumeist ergibt, eine Vorgeschichte von 3—4 oder mehr Jahren. Da berufliche, familiäre und andere Situationen als Ursache zwar erkannt, aber nicht geändert werden können, bleibt nur das Bemühen, die Einstellung des Patienten dazu zu beeinflussen und ihm mit der Akupunktur psychisch ausgleichend zu helfen. Viele Wege führen nach Rom und die obigen Angaben sind nur einer von ihnen.

Basispunkte:

H 7: *Quellpunkt mit Verbindung zu Dü 7, zeigt mit seinem Beinamen „Pforte der Seele, des Gemüts" seinen Wirkungskreis gegen allgemeine Unruhe, Schlafstörungen, Albträume, depressive Zustände, Tachykardieneigung usw. an.*

KS 6: *Kardinalpunkt und Durchgangspunkt zu 3 E 4, ist wegen seiner den Kreislauf regulierenden Wirkung und seines hormonellen Einflusses gegen funktionelle Stenokardien, Magenneurosen, Tachykardieneigung, hypotone Zustände, hysterische Reaktionen bekannt.*

MP 6: *gegen Neurasthenie mit Angstgefühl, trauriger Verstimmung, sexuelle Versagenszustände, spastische Stenokardien, klimakterische Beschwerden usw.*

LG 20: *wieder im Sinne der „Sterntechnik" eingesetzt, ebenfalls gegen neurasthenische Zustände, Schwindel, Kopfschmerzen, Konzentrations- und Merkfähigkeitsstörungen, nervöse Palpitationen, Schlafstörungen usw.*

11. Hysterie, Schizophrenie

Hysterie tritt besonders häufig bei jungen Frauen auf, wobei die hysterischen Anfälle zumeist durch psychische Faktoren ausgelöst werden. In der Vorgeschichte finden sich häufige Rezidive. Die klinischen Manifestationen sind sehr kompliziert und unterschiedlich, sie schließen sensorische und motorische Störungen, wie Lähmungen, Tremores, Konvulsionen der Extremitäten, Hypästhesien bis zur völligen Gefühllosigkeit, Aphasie, Blindheit und Taubheit ein. Bei manchen Fällen kann die emotionelle Störung mit Manifestationen wie unmotiviertes Schreien oder Lachen, ständiges Bewegen und Ruhelosigkeit im Vordergrund stehen. Alle diese Symptome stimmen mit den Ergebnissen der Untersuchungen *nicht* überein. Sowohl die Remissionen, als auch die Rezidivneigung sind zum Teil der Empfänglichkeit für Suggestionen zuzuschreiben.

Die Schizophrenie befällt zumeist junge bis mittelaltrige Personen. Sie beginnt allmählich und ist von langer Dauer. Als klinisches Zeichen findet man das Syndrom der phantastischen Halluzinationen, der Patient hat alle möglichen absurden Ideen, er hört oder sieht Dinge, die nicht existieren, er argwöhnt oft, daß die Leute über ihn reden oder ihm Leid zufügen wollen.

Manche Patienten wieder verhalten sich indifferent gegenüber den Lebensäußerungen ihrer Umgebung und sprechen zusammenhangslos.

Andere wieder befinden sich in einem Exzitationsstadium mit übermäßigem Bewegungs- und Rededrang, manchmal besteht völlige geistige Klarheit, gewöhnlich auch eine normale Intelligenz und eine Untersuchung kann keine Anhaltspunkte für das Bestehen einer Schizophrenie aufdecken.

Therapie:

Punkte je nach den Symptomen, die Stärke der Stimulierung und die Methodik der Manipulation hängt vom jeweiligen Krankheitszustand ab.

Basispunkte: Hysterie:

Shenmen = H 7, Neiguan = KS 6, Sanyinjiao = MP 6

Schizophrenie:

manische Form: Renzhong = LG 26, Dazhui = LG 14 (13), Daling = KS 7, Fenglong = M 40.
depressive Form: Jianshi = KS 5, Zusanli = M 36.

Punkte, je nach Symptomatik:

Halluzinationen: Tinghui = G 2, Waiguan = 3 E 5.
phantastische Visionen: Jingming = B 1, Xingjian = Le 2.
Aphasie: Yamen = LG 15, Lianquan = KG 23.

Bemerkung

Während eines hysterischen Anfalles wähle 2—3 der angegebenen Punkte und manipuliere die Nadeln intermittierend so lange, bis die Symptome zurückgegangen sind.
Bei der manischen Form der Schizophrenie soll die Manipulation ohne Unterbrechung so lange fortgesetzt werden, bis sich der Patient beruhigt hat, dann ist die Nadel ohne Drehung zu entfernen.
Beim depressiven Typ soll man 1mal täglich oder jeden 2. Tag mit nur milder Stimulierung behandeln. Wenn der Patient geistig klar ist, soll man mit ihm sprechen, versuchen, sein Vertrauen zu gewinnen und seine Mithilfe, um optimale Resultate zu erzielen.

Kommentar:

Während der Ausdruck Hysterie eine Umschreibung einer Charakterstruktur oder einer Fehlhaltung von Persönlichkeiten, die meist infantil strukturiert sind und zu unechten demonstrativen Verhaltungsweisen neigen, darstellt und deren Behandlung durch Akupunktur durchaus empfohlen werden kann, stellt die Schizophrenie aus unserer Sicht eine relative Kontraindikation für die Akupunkturtherapie dar.

Diese schleichend oder in Schüben verlaufende endogene Psychose, bei der die Erkennung der Initialsymptome, die sich in Verstimmungs- und Angstzuständen, Verlust der Initiative oder aber in unbestimmten körperlichen Beschwerden äußern können, sehr schwierig sein kann, gehört unbedingt in psychiatrische Behandlung und Überwachung.

Die Akupunktur dürfte hier nur in Zusammenarbeit mit einem Fachpsychiater zur Anwendung kommen.

Basispunkte — Hysterie:
H 7: *der Quellpunkt mit Verbindung zu Dü 7, weist sich schon durch seine Beinamen „Pforte des Geistes, der Seele, des Gemütes", „Göttliches Tor" und als Sedativpunkt seines Meridians, als zur Therapie derartiger psychischer Störungen geeignet, aus. Indikationen: Allgemeine Unruhe und Angstzustände, Schlaflosigkeit, Überreiztheit, Tachykardieneigung, Hysterie.*
Punktur: 5—8 Fen, senkrecht oder schräg nach distal.
KS 6: *Durchgangspunkt zu 3 E 4, Kardinalpunkt, wird hier mit den Indikationen Unruhe, Angst, Tachykardieneigung, funktionelle Stenokardie, Herz- und Magenneurose, Hysterie, eingesetzt.*
Punktur: 5 Fen — 1 Cun senkrecht.

MP 6: *schon vielfach beschrieben, hier gegen Angstgefühl, traurige Verstimmung, prämenstruelle Spannungszustände, Neurasthenie und klimakterische Dystonie.*
Punktur: bis 2 Cun tief, senkrecht.

Basispunkte — Schizophrenie — manische Form:
LG 26: *am Ende des oberen Drittels der Nasolabialrinne gelegen, üblicherweise gegen Schock, Kollaps, Ohnmacht usw., aber auch gegen Konvulsionen, Epilepsie und Hysterie.*
Punktur: 3—8 Fen, schräg nach aufwärts.

LG 14 (13): *Reunionszentrum aller Yang-Meridiane, von dem aus nach der Tradition das gesamte Yang beeinflußt werden kann, hier gegen Geisteskrankheiten, Verwirrtheitszustände, nervöse Erschöpfung, wird auch bei Epilepsie und Hysterie empfohlen.*

KS 7: *Quellpunkt mit Verbindung zu 3 E 5, in der Mitte der größten volaren Handgelenksfalte gelegen, wird gegen Angstzustände, Verwirrtheit, Psychosen, Neurasthenie, Schlaflosigkeit und epileptiforme Anfälle verwendet.*
Punktur: 5—8 Fen senkrecht.

M 40: *Durchgangspunkt mit energetischer Verbindung zu MP 3, 1 Querfinger oberhalb der Mitte der Strecke zwischen dem Malleolus externus und der Tuberositas tibiae, am Rand des M. peronäus gelegen, wird hier mit den Indikationen Geisteskrankheiten, Unruhe, depressive Stimmung, Schlaflosigkeit eingesetzt.*
Punktur: bis zu 3 Cun tief, schräg, etwas nach medial.

Depressive Form:
KS 5: *Gruppen-, Lo-Punkt der Yin-Meridiane der Arme, liegt 1 Cun proximal vom KS 6 und gilt als ein Spezialpunkt gegen Malaria, gegen epileptiforme Anfälle und gegen Schizophrenie.*
Punktur: bis 1 Cun tief, senkrecht.

M 36: *hat neben seinen zahlreichen wichtigeren Indikationen auch Geisteskrankheiten, seelische Erschöpfung, Kummer, nervöse Reizbarkeit, Schlaflosigkeit usw. auf seiner Liste.*
Punktur: bis zu 3 Cun senkrecht.

Punkte, je nach Symptomatik:
Halluzinationen:
G 2: *„Reunion des Gehörs" am hinteren Rand des aufsteigenden Mandibulaastes in einer Vertiefung in der Höhe der Incisura intertragica gelegen, gilt als einer der Spezialpunkte gegen Erkrankungen des Gehörorganes, wird aber auch als Hilfspunkt bei depressiven Verstimmungen und Gedächtnisstörungen, wenn der Kranke beim Erzählen ständig den Faden verliert, eingesetzt. Hier speziell gegen „Hören von Stimmen" usw.*
Punktur: 1 Cun senkrecht. (Cave Kiefergelenk!)

3 E 5: *hat auch das Hörorgan betreffende Indikationen wie Tinnitus, Hypakusis und wirkt besonders gegen witterungsbedingte Einflüsse, z. B. Föhnkopfschmerzen.*

Phantastische Visionen:

B 1: *Reunionspunkt mit dem Dünndarm- und Magen-Meridian und den außergewöhnlichen Gefäßen Yin und Yang-Tsiao Mo, wird bei Stirnkopfschmerzen und allen Augenerkrankungen und Sehstörungen empfohlen.*
Punktur: 3 Fen — 1 Cun, Richtung paranasal.

Le 2: *der Sedativpunkt mit spasmolytischer Wirkung, wird hier nach der traditionellen Ansicht „Die Leber regiert die Augen" eingesetzt. Zusätzlich gegen abnorme Reizbarkeit, wenn der Patient keinen Widerspruch verträgt.*
Punktur: 5 Fen — 1 Cun, senkrecht.

Aphasie:

LG 15 (14): *Beiname: „Tor des Schweigens" in dieser Indikation schon bei „Taubstummheit" beschrieben.*
KG 23: *ebenso.*

Teil VII

Urogenitalerkrankungen

1. Enuresis

Unter Enuresis versteht man das Unvermögen, die Blasenfunktion während des Schlafes unter Kontrolle zu halten. Meist sind davon Kinder im Alter von über 3 Jahren betroffen, gelegentlich auch Jugendliche. Die Ursachen für diese Erkrankung liegen in einer Unterfunktion des zerebralen Kontrollzentrums für die Blasenfunktion. Außerdem gibt es noch lokale Ursachen, wie Zystitis, Balanitis, Phimose und Oxyuriasis. Alle diese Bedingungen können eine lokale Irritation zur Folge haben, die zur Enuresis führen kann, dazu kommt noch die kongenitale Spina bifida als weiterer Faktor.

Therapie:

Lokale Punkte in Kombination mit Punkten der entsprechenden Meridianverläufe. Mittelstarke Stimulierung. Moxibustion ist ebenfalls indiziert.

Basispunkte:

a) Guanyuan = KG 4, Sanyinjiao = MP 6, Zusanli = M 36.
b) Shenshu = B 23, Ciliao = B 32, Pangguanshu = B 28.

Punkte, je nach Symptomatik:

Enuresis bei lebhaften Träumen: Shenmen = H 7.

Bemerkung:

Behandle 1mal täglich. Die oben angeführten Punktegruppen können abwechselnd verwendet werden. Die Nadeln sollen 15–20 Minuten belassen werden.

Kommentar:

Die Ursachen dieses Leidens liegen, sofern keine organischen bestehen, im psychischen Bereich. Wenn ein Kind nach dem 3. Lebensjahr nachts einnäßt, liegen zumeist Konfliktsituationen oder eine Fehlerziehung vor. Die altchinesische Ansicht, die von einer kongenitalen „Schwäche" des Urogenitalsystems als häufige Mitursache spricht, hat etwas für sich, da auch wir eine Häufung des Leidens bei neuropathisch belasteten Familien beobachten können.
In den meisten Fällen jedoch fühlt sich das Kind aus seiner Sicht mit Recht vernachlässigt und will die Aufmerksamkeit der Bezugspersonen durch sein Verhalten wieder mehr auf sich lenken.

Dafür spricht auch die Wirksamkeit diverser Antidepressiva, die die „Verstimmung" des Patienten und seine Einstellung zu den Gegebenheiten beeinflussen.

Ohne Mithilfe der Eltern, die man zumeist zuerst erziehen müßte, erweist sich die Behandlung manchmal schwierig, besonders bei Trotzreaktionen älterer Kinder.

Basispunkte:

a) KG 4: *Alarmpunkt des Dünndarms mit seiner Wirkung auch auf die Blase und deren Sphinkter im tonisierenden Sinn.*

MP 6: *Universalpunkt für die Organe des kleinen Beckens, auch gegen Neurasthenie, Angstgefühl und Harninkontinenz wirksam.*

M 36: *eutonisierend und ausgleichend, in der Pädiatrie gegen Enuresis und Entwicklungsstörungen der Kinder.*

b) B 23: *der Zustimmungspunkt der Nieren — Nebennieren mit seiner hormonellen Wirksamkeit, hier kombiniert mit*

B 28: *dem Zustimmungspunkt der Harnblase und*

B 32: *beide gegen Erkrankungen des Urogenitalsystems mit Miktionsstörungen, aber auch eutonisierend und gegen neurasthenische Zustandsbilder, diesen Bereich betreffend, einsetzbar.*

Punkte, je nach Symptomatik:

H 7: *der Quell- und zugleich Sedativpunkt hat starken Einfluß auf Angstzustände und dämpft die „mentale" Energie.*

2. Harnverhaltung

Die Harnretention muß unbedingt von der Anurie unterschieden werden! Man versteht unter einer Harnretention die Unfähigkeit, die gefüllte Harnblase entleeren zu können, unter Anurie hingegen, daß die Nieren keinen Harn produzieren und sezernieren, daher ist die Blase leer. Eine akute Harnretention kann durch eine Spinalanästhesie ausgelöst werden oder nach einem Partus auftreten. Sie tritt ebenso bei älteren Männern aufgrund eines Prostataadenoms oder bei jüngeren infolge von Urethralstrikturen (Folgezustände nach Traumen oder Gonorrhö) auf. Sie kann auch durch ein Konkrement in der Urethra bedingt sein. Der Patient hat dabei das größte Verlangen, die Blase zu entleeren, kann dies aber nicht. Es treten sehr starke Schmerzen und Spannungsgefühl in der Blasengegend auf.

Wenn die Obstruktion auf ein Urethralkonkrement zurückzuführen ist, bestehen Blutbeimengungen im Urin und umschriebene Schmerzhaftigkeit.

Die chronische Harnretention wieder kann durch verschiedene Funktionsstörungen bedingt sein. Der Patient kann trotz überfüllter Blase relativ ruhig und ungestört erscheinen.

Therapie:

Lokale Punkte werden mit distalen, die den Meridianverläufen entsprechen, kombiniert. Starke Stimulierung ist erforderlich.

Basispunkte:

a) Zhongji = KG 3, Guanyuan = KG 4, Sanyinjiao = MP 6.
b) Pangguangshu = B 28, Ciliao = B 32, Yinlingquan = MP 9.

Bemerkung:

Üblicherweise verwendet man die Punkte der Gruppe a).
Wenn man KG 3 und KG 4 nadelt, soll das Nadelgefühl zum Orificium urethrae hin ausstrahlen. Am Punkt MP 6 sollen die Nadeln durch 3–5 Minuten ununterbrochen manipuliert werden. Sollte dies kein befriedigendes Resultat bringen, so verwende man die Punkte der 2. Gruppe unter b).
Sollte weder die Akupunktur noch eine entsprechende Medikation Erfolg bringen und ein Katheterismus unmöglich sein, kommt zuerst die suprapubische Blasenpunktion in Frage und dann die Zystostomie.

Kommentar:

Der Einsatz der Akupunktur kann bei den oben beschriebenen Krankheitsbildern nur als Hilfs- bzw. Übergangslösung bis zum Beginn der uro-

logischen Therapie verantwortet werden. Sie hätte nur bei psychisch be-dingten Harnverhaltungen bzw. Miktionsstörungen ohne organisches Sub-strat ihre volle Berechtigung.

Basispunkte:

a) KG 3: *der Alarmpunkt der Harnblase, am proximalen Ende des er-sten Fünftels zwischen Symphysenoberrand und Nabel gelegen, ist ein Re-unionspunkt mit dem Nieren-, Leber- und MP-Meridian. Er wird daher auch mit einem Beinamen „Quelle der Energie" benannt. Daher wird er gegen Impotenz, Frigidität, Reizblase, Dysurie, Menstruationsstörungen usw. empfohlen.*
Punktur bei Harnverhaltung: siehe oben unter Bemerkung.

KG 4: *der am Ende des zweiten Fünftels gelegene Alarmpunkt des Dünndarms ist ebenfalls ein Reunionspunkt mit den 3 Yin-Meridianen des Fußes. Daher auch sein Beiname „Eingangstor der Lebenskraft". Indika-tionen bei unserem Krankheitsbild wie KG 3. Allgemein wurde er beson-ders zur Behandlung von Leere und Erschöpfungszuständen auch im Seni-um verwendet.*

MP 6: *durfte als Spezialpunkt für alles was sich im kleinen Becken ab-spielt, bei dieser Kombination nicht fehlen.*

b) B 28: *der Zustimmungspunkt der Harnblase mit seiner Wirkung auf Erkrankungen im Bereich der ableitenden Harnwege, wird hier mit*
B 32: *den im 2. Sakralloch gelegenen, hormonell und regional auf das Urogenitalsystem wirksamen Punkt, der schon mehrmals beschrieben wur-de, kombiniert.*

MP 9: *der Ho-Punkt seines Meridians, vis-a-vis von G 34 gelegen, gilt als Helfer des MP 6 mit ähnlichen Indikationen.*
Er wird in China 1–2 Cun senkrecht punktiert oder es wird bis zu G 34 durchgestochen! (allerdings meist bei Kniegelenksleiden betreffende Indi-kationen).
Interessant sind wieder die Beobachtungen der Volksmedizin, die bei Harnverhaltungen und Miktionsstörungen die Strichmassage an der In-nenseite der Oberschenkel etwa von MP 10 aufwärts mit einem kalten Löf-fel, (möglichst aus massivem Silber) anraten, worauf sich ein prompter Er-folg einstellen soll.
Das Rauschen der aufgedrehten Wasserleitung könnte diese Vorgangswei-se assoziativ unterstützen.

3. Spermatorrhö und Impotenz

Beide Erkrankungen sind Störungen der männlichen Sexualfunktion. Am Beginn beider Erkrankungen sind zumeist psychische Ursachen verantwortlich.

Der Arzt muß versuchen, die Ursprünge zu erkennen und seinen Patienten demgemäß behandeln, ihm die Zusammenhänge erklären und ihn vor Fehlhaltungen zu bewahren.

Therapie:

Wähle lokale Punkte und dazu diatale, die den dazugehörigen Meridianverläufen entsprechen. Nur milde Stimulierung. Moxibustion oder elektrische Stimulierung der Nadeln sind ebenfalls indiziert.

Basispunkte:

a) Guayuan = KG 4, Taixi = N 3, Zusanli = M 36.

b) Shenshu = B 23, Zhishi = B 52 (47) Sanyinjiao = MP 6

Diese 2 Punktegruppen können abwechselnd verwendet werden. Die Behandlung soll jeden 2. Tag erfolgen.

Die Nadeln sollen 15–30 Minuten belassen werden.

Kommentar:

Während die Spermatorrhö, Pollutionen usw. wegen der gegenüber dem heutigen China viel freizügigeren Sexualmoral bei uns kaum pathologische Bedeutung haben, nehmen die Fälle psychogen bedingter Versagenszustände deutlich zu.

Nach M. KRÖTLINGER besteht eine organisch bedingte Impotentia coeundi dann, wenn ein junger Mann auch mittels Masturbation und mit Hilfe visueller Reizbilder keine Erektion erreichen kann.

Basispunkte:

a) KG 4: als Reunionspunkt der Yin-Meridiane des Fußes mit dem Beinahmen „Eingangstor der Lebenskraft" bedacht, war ein Konzentrationspunkt der Taoisten. Er wurde besonders zum Wiedererstarken der Potenz nach Exzessen und gegen nächtliche Pollutionen empfohlen.

N 3: der Quellpunkt mit Verbindung zu B 58 wird mit dem Tonisierungspunkt N 7 gegen allgemeine Müdigkeit und Impotenz verwendet.

M 36: psychisch ausgleichend und kräftigend.

b) B 23: nebennierenwirksam (bei dieser Indikation häufig mit LG 4 kombiniert).

B 52 (47): liegt in derselben Höhe, mit derselben kortikotropen Wirkung.

MP 6: der Gruppen-Lo-Punkt und Spezialpunkt für alles was die Genitalien betrifft.

Der Kommentator vermißt den Einsatz von Le 8 (9) und G 34 nach dem Motto: Leber in Leere — Galle in Fülle = „Er will, aber er kann nicht" sowie von Punkten des Herzmeridians und des LG im Schädelbereich, die im Sinne der „Sterntechnik" gegen Erwartungsangst und falsche Scham agieren.

4. Infektionen des Harntraktes

Hierzu gehören Pyelonephritis, Zystitis, Urithritis usw. Die Pyelonephritis tritt häufiger bei Frauen auf. Ihre klinischen Zeichen im akuten Stadium sind Schüttelfrost und Fieber, Schmerzen in der Gegend der Nierenlager und häufiger Harndrang. Wenn das letztere das führende Symptom darstellt, handelt es sich zumeist um eine von der Harnblase aufsteigende Infektion, deren Ursprung auch der Urethra oder den Organen des kleinen Beckens zugeordnet werden kann. In diesen Fällen ist ein einseitiger Schmerz die Regel. Wenn der häufige Harndrang erst später auftritt, handelt es sich gewöhnlich um eine bakteriell bedingte Pyelonephritis.

Die Untersuchung ergibt eine Druckempfindlichkeit und einen Perkussionsschmerz in der Nierengegend.

Die Hauptsymptome der chronischen Phase sind wiederholte Fieberschübe mäßiger Höhe, Lumbalschmerzen, schmerzhafte Miktion usw. Im Endstadium können Ödeme, Hypertonie und Nierenversagen auftreten.

Auch die Zystitis befällt hauptsächlich Frauen, besonders jungverheiratete oder sie tritt vermehrt während der Regel und in der Schwangerschaft auf. Im akuten Stadium sind häufige, dringliche und schmerzhafte Miktionen mit gelegentlicher Hämaturie, jedoch gewöhnlich ohne Fieber vorhanden.

Bei chronischen Fällen besteht eine eher milde Symptomatik, manchmal ist der Harn mit Eiter und Schleim vermischt.

Die Urethritis ist durch Schmerzen und Pruritus in der Harnröhre gekennzeichnet, wobei der Schmerz beim Urinieren vermehrt auftritt.

Therapie:

Wähle lokale Punkte und kombiniere diese mit distalen, die den dazugehörigen Meridianverläufen entsprechen. Die Stärke und der Umfang der Stimulierung und Manipulation sollen sich nach dem jeweiligen Krankheitsbild richten.

Basispunkte:

Zhongji = KG 3, Yinlingquan = MP 9, Ciliao = B 32, Ququan = Le 8.

Punkte, je nach Symptomatik:

Hämaturie: Pangguangshu = B 28, Xuehai = MP 10.
Fieber: Dazhui = LG 14 (13), Waiguan = 3 E 5.
Lumbalschmerzen: Shenzhu = B 23, Taixi = N 3.

Bemerkung:

Diese 2 Punktegruppen können abwechselnd verwendet werden. Im akuten Stadium soll man 1—2mal täglich behandeln. Die Nadeln sollen 15—20 Minuten liegen bleiben. Bei starken Lumbalschmerzen kann eine lokale Behandlung mit Schröpfköpfen zusätzlich angewendet werden.

Kommentar:

Wir glauben, daß man verantwortungsvoller Weise die Akupunktur als Monotherapie nur bei völlig urologisch abgeklärten, abakteriellen Beschwerden im Bereich des Harntraktes anwenden kann, so bei der psychisch bedingten Reizblase, der Kongestionsprostatalgie, bei harmlosen Miktionsschwierigkeiten usw.

Alle oben angeführten Erkrankungen bedürfen zumeist einer intensiven Infekttherapie, die Akupunktur könnte bestenfalls als die Beschwerden lindernde adjuvante Therapie ihre Berechtigung finden.

Unsere Volksmedizin empfiehlt zur Vermeidung der „Honigmond-Zystitis" der Frauen, die jeweilige sofortige Blasenentleerung nach jedem Koitus.

Basispunkte:
KG 3: *der Alarmpunkt der Harnblase, mit seiner allesumfassenden Wirkung den Urogenitaltrakt betreffend, ist gleichzeitig ein Reunionspunkt der Yin-Meridiane der Füße und soll 1—2$^{1}/_{2}$ Cun tief punktiert werden.*

MP 9: *der Ho-Punkt und ein Spezialpunkt für die Organe des kleinen Beckens, wird bis zu 2 Cun senkrecht punktiert.*

B 32: *im 2. Sakralloch gelegen, hat die zahlreichen Indikationen des bei uns präferierten „Meisterpunktes des Klimakteriums" = B 31. Punktur: 1—3 Cun senkrecht.*

Le 8 (9): *der Tonisierungs- und Ho-Punkt seines Meridians, am medialen Ende der Kniegelenksfalte gelegen, wird nicht nur gegen sexuelle Schwächezustände und deren psychische Ursachen, sondern auch gegen Niereninsuffizienz, Dysurie, Pruritus vulvae, Vaginal- und Penisschmerzen eingesetzt. Punktur: 1—2 Cun senkrecht.*

Punkte, je nach Symptomatik:
Hämaturie:
B 28: *Zustimmungspunkt der Blase, der gegen Zystitis und Harndrang sowie gegen Begleiterscheinungen von Infekten des Harntraktes empfohlen wird. Punktur: 5 Fen — 1 Cun senkrecht, wird hier mit*

MP 10: *kombiniert dessen bezügliche Indikationen: Miktionsbeschwerden, Dysurie, Harnleiterkoliken, Enuresis, Prostatitis. Punktur des an der Innenseite des Oberschenkels, 3 Cun proximal von der Kniegelenksfalte gelegenen Punktes: 1—3 Cun senkrecht oder etwas schräg nach oben.*

Bei Fieber:

LG 14 (13): *bei dieser Indikation schon ausreichend beschrieben, hier mit*

3 E 5: *der besondes gegen entzündliche Komponenten als Ursache des Fiebers wirken soll.*

Lumbalschmerzen:

B 23: *Zustimmungspunkt der Nieren, regional eingesetzt und mit*

N 3: *dem Quellpunkt mit Verbindung B 58 kombiniert.*

N 3 wird eine besondere Wirkung auf Schmerzen in der LWS zugesprochen. (Die Niere regiert nach der Tradition die Knochen). Beide Punkte haben außerdem Wirkung auf Nephropathien, Zystitis, Urethritis, Harninkontinenz usw.

Teil VIII

Andere Therapeutische Methoden

In diesem Kapitel soll eine Einführung in andere therapeutische Methoden gebracht werden, die auf der Basis der Akupunktur entwickelt wurden. Manche davon wurden erst nach der Gründung der VR China und besonders nach der „Großen proletarischen Kulturrevolution" durch die Massen der „medical workers" entwickelt, so die Methode der Kombination der traditionellen mit der modernen Medizin.

1. Aurikulotherapie

Darunter versteht man die Behandlungen von Erkrankungen durch die Punktur von bestimmten Arealen der Ohrmuschel.

Dies ist eine traditionelle, der Akupunktur zugehörige Behandlungsmethode. Die Verbindung zwischen dem Ohr, inneren Organen und Meridianen wurde bereits vor über 2000 Jahren im Huangdi Nei Jing (Kanon der Medizin) beschrieben.

Das Kapitel „Kou Wen Pien" im Ling Shu sagt aus: „Das Ohr ist der Ort, an dem sich alle Meridiane treffen".

Die Behandlung von Erkrankungen durch Nadelung der Ohrmuschel wird seit den alten Zeiten immer wieder beschrieben.

Seit 1956 ist diese Methode überall in China in Verwendung und die Zahl der Ohrpunkte ist, basierend auf Experimenten und aus der klinischen Praxis, auf über 200 angewachsen.

In unserer Einführung berichten wir über 73 hauptsächlich zur Verwendung kommende Punkte.

Im Anschluß an diese Einführung wird eine sehr vereinfachte schematische Darstellung der Verteilung und Lokalisation von 73 Punkten an der Ohrmuschel gebracht. Weiters wird die Punkteauswahl nach der Theorie der traditionellen chinesischen Medizin besprochen (Leber regiert das Auge, Lunge für Erkältungen und alles was mit der Haut zusammenhängt usw.).

Anschließend folgt eine Kurzauswahl von Punkten zur Behandlung des Verdauungstraktes, des Respirationstraktes usw.

Dann wird auf die Möglichkeiten des Auffindens aktiver Ohrpunkte eingegangen und schließlich die Vorgangsweise bei der Punktur besprochen.

Kommentar:

Der Aurikulotherapie werden von den 300 Seiten des Gesamtwerkes ganze 10 Seiten zugestanden. P. NOGIER, der Nestor der Aurikulotherapie im Westen, der zur Zeit der Herausgabe der „An Outline of Chinese Akupuncture" 1974 bereits Erkenntnisse veröffentlicht hat, die weit über die obigen Angaben hinausgehen, wird mit keinem Wort erwähnt. Begreiflicherweise findet sich ebenfalls kein Hinweis auf die Forschungen, die auf diesem Gebiet von Kollegen in der UdSSR oder überhaupt weltweit durchgeführt wurden.

Der Leser muß also diesbezüglich auf die umfangreiche Literatur, die zu diesem Teilgebiet der Akupunktur erhältlich ist, verwiesen werden.

Es ist die persönliche Meinung des Kommentators, daß die in den letzten Jahren unterschwellig gerade auf diesem Gebiet geführte Auseinandersetzung „Hie gelbes Ohr, hie weißes Ohr" lediglich eine gedeihliche Weiterentwicklung hemmt.

Es besteht dabei keine Frage, daß die ungleich größeren Behandlungs-und daher Erfolgszahlen, dem „gelben Ohr" ein gewisses Übergewicht geben, das aber durch die neuen Erkenntnisse und die diffizilere Diagnostik der Vertreter des „weißen Ohres" seit einigen Jahren mehr als egalisiert werden konnte.

Unsere Wiener Schule wird sich auch diesbezüglich weiter bemühen, einen Mittelweg zwischen dem fundierten Grundkonzept und den manchmal kurzlebigen und verwirrenden esoterischen Ideen, die als Lehrgebäude angeboten werden, einzuschlagen.

Dies ist auch der Grund, warum wir bei entsprechenden Fällen durchaus Ohr-, Körper- und Schädelakupunktur zugleich oder alternierend einsetzen, ohne bisher irgendwelche Nachteile für unsere Patienten gesehen zu haben.

Dabei ist selbstverständlich, daß, sollte die Ohrmuschel zur Diagnostik herangezogen werden, dies v o r der Nadelung von Körperpunkten zu geschehen hat, um die Informationen nicht zu beeinträchtigen.

2. Therapie mittels Injektionen in Akupunkturpunkte

Diese Vorgangsweise ist eine Methode, die die traditionelle chinesische Medizin mit der westlichen Medizin verbindet. Sie wurde auf der Basis der Akupunktur entwickelt.

Man fand heraus, daß die Widerstandsfähigkeit des Organismus gegen Erkrankungen verbessert werden konnte, wenn man bestimmte Medikamente in entsprechende Punkte oder Areale injiziert.

Bei der Injektion soll ebenfalls ein „Nadelgefühl" ausgelöst werden, entweder durch den Stich oder durch die chemische Stimulierung, die durch den akupunkturähnlichen Vorgang und das Medikament erreicht wird.

a) Diagnostik durch Palpation von Punkten

Damit ist gemeint, daß der Tastsinn dazu benützt wird, um Anomalien festzustellen. Wenn an solchen Punkten positive Reaktionen festgestellt werden können, dienen sie als Basis für die Diagnose und Therapie.

Bei der Palpation soll der Patient eine für ihn angenehme und natürliche Position mit entspannter Muskulatur eingenommen haben.

Nun muß man entlang der Meridiane und an den Punkten mit dem Daumen oder Zeigefinger gleitende, pressende oder massierende Bewegungen machen, um feststellen zu können, ob abnormale Veränderungen in der Haut oder im subkutanen Gewebe vorliegen. (Manifestationen einer positiven Reaktion).

Man kann dabei Stränge oder Knoten verschiedener Größe, Form und Konsistenz tasten.

Empfindliche, gespannte Areale, Vorsprünge oder Einbuchtungen können ebenso getastet werden.

Die Straffheit oder Weichheit sowie Hautverfärbungen müssen registriert werden.

Die Regionen für die Palpationen müssen auch die HUA TUO, die Zustimmungspunkte und die Alarmpunkte miteinbeziehen, natürlich die für die Erkrankung maßgeblichen Punkte an den Extremitäten und die Ah-Shi-Punkte.

b) Behandlungsmethodik

1. Auswahl der Punkte

a) Basierend auf den Ergebnissen der Palpation, wähle man solche als Hauptpunkte, die eine deutliche Reaktion gezeigt haben. Präzise Lokalisation ist erforderlich, wobei man tastend das Zentrum sucht. Man soll nicht zugleich zu viele Punkte behandeln. Sollte nur eine indifferente Reaktion erfolgen, so muß man Punkte des korrespondierenden Meridians auswählen.

b) Die Punktewahl soll nach den allgemeinen Regeln erfolgen, dabei verwende man aber so wenig als möglich Punkte an den Händen und Füßen, weil die Muskulatur dort schwach ausgebildet ist.

2. Manipulation

Vor der Behandlung soll man dem Patienten die charakteristischen Merkmale und die Vorgangsweise erklären und ihn auch über die normalen Folgezustände, die auftreten können, aufklären. Diese können Schmerzhaftigkeit, Spannungsgefühl, Schweregefühl und Müdigkeit sein. Ab und zu können auch subfebrile Temperaturen auftreten.

Nun desinfiziere man in üblicher Manier die Haut über der Behandlungsstelle und führe die Injektionsnadel soweit ein, daß ein „Nadelgefühl" vom Patienten angegeben wird. Nachdem man sich durch Zurückziehen des Spritzenstempels überzeugt hat, daß kein Blut aspiriert wurde, injiziere man das Medikament.

Die Vorgangsweise variiert und hängt mit dem zu behandelnden Krankheitsbild zusammen.

Zumeist wird mit mittlerer Geschwindigkeit injiziert. Bei asthenischen Patienten mit chronischen Erkrankungen, sollte man die Injektionen langsamer vornehmen und die Medikamentenkonzentration niedrig halten, während bei robusten Patienten die Konzentration höher sein kann und die Injektion rascher erfolgen kann.

3. Auswahl der Medikamente

Die Medikamente sollen gut resorbierbar sein, weiteres keine Nebenwirkungen aufweisen, dabei jedoch stimulierenden Effekt auslösen, um die Akupunkturwirkung zu verstärken und zu verlängern.
Die am häufigsten verwendeten Drogen sind:
Plazentaextrakte. Ihre Indikationen sind Allgemeinerkrankungen, hauptsächlich die chronischen Formen der Hepatitis, Nephritis, Ulcus ventriculi, gynäkologische Krankheitsbilder, Allergien und Neurasthenie.

b) Vitamin-B-1-, B-12- und Vitamin-C-Injektionen sind indiziert bei chronischen Krankheitsbildern und bei asthenischen und senilen Patienten. Das Nadelgefühl ist beim Vitamin B 12 nicht so stark wie bei B 1. Vitamin C ist indiziert bei kardiovaskulären Erkrankungen und bei hämorrhagischer Diathese.

c) Medikamente wie Magnesiumsulfat, Penizillin oder Streptomyzin können bei entsprechender Indikation verwendet werden.

d) Traditionelle chinesische Drogen in Injektionsform, z.B. Flos cartami und Radix angelicae können ebenfalls verwendet werden.

e) Aqua pro injektione, kann man, da es keinerlei Nebenwirkung verursacht, ebenfalls nehmen. Im Gegenteil, es induziert eine physikalische Reizverstärkung, die eine sichere Akupunkturwirkung hervorruft. Da diese aber meist nur von kurzer Dauer ist, soll die Injektion damit rasch vorgenommen werden. Es kann auch durchaus zur Verdünnung von Medikamenten dienen.

c) Bemerkungen

a) Man muß bei der Verwendung von Medikamenten zu Injektionen an Akupunkturpunkten besonders auf Kontraindikationen, mögliche Allergien und sonstige unerwünschte Nebenwirkungen achten. Evtl. sind vor der Verwendung von möglicherweise allergisierenden Drogen Allergietests vorzunehmen. Nur bei negativen Tests darf die Injektion vorgenommen werden.

b) Die Menge und die Konzentration des Medikamentes muß in Betracht gezogen werden. Dies hängt auch von der Art der Erkrankung und der Injektionslokalisation ab.

Im allgemeinen soll in der Schädelregion kein zu großes Injektionsvolumen verwendet werden, die Konzentration niedrig sein und die Injektion langsam erfolgen und der Stimulationsreiz gering sein.

In der Region des Stammes kann die Konzentration höher, die Stimulation stärker, die Menge des Injektionsmittels größer sein und die Injektion kann rascher erfolgen.

Für Punkte an den Extremitäten soll man geringe Konzentrationen, die milde Stimulierungsreize auslösen, verwenden. Die Kombination mit Akupunktur ist vorteilhaft.

c) Im allgemeinen sind Injektionen in Gelenke oder Körperhöhlen zu vermeiden. Besonders muß auf Blutgefäße geachtet werden, um nicht intravenös oder intraarteriell zu injizieren.

d) Um eine Infektion hintanzuhalten, ist die lokale Desinfektion sehr wichtig. Man benütze daher bei alten und bei asthenischen Patienten so wenige Punkte als nur möglich! Bei diesen Fällen soll auch die Dosis nicht zu groß gewählt werden.

e) Bei Injektionen am Rücken muß man sicher sein, keine inneren Organe zu penetrieren.

Vorsicht während der Injektion auf Abwehrbewegungen des Patienten, auf Nadelbruch und andere Zwischenfälle.

f) Behandle jeden Tag oder jeden 2. Tag. 7—10 Behandlungen bilden einen Zyklus. Zwischen 2 solchen Zyklen ist eine Pause von 4—7 Tagen einzuschalten.

Kommentar zu Therapie mit Punkt-Injektionen:

Auch diese Methode hat es in ähnlicher Form schon in der Tradition gegeben. Damals wurden Nadeln in entsprechend der Krankheit ausgewähl-

ten, durch langes Kochen eingedickte Drogen eingelegt und mit diesem Überzug an bestimmte Akupunkturpunkte eingestochen.

An unserem Institut hat die beschriebene Vorgangsweise schon vor Jahren Eingang gefunden und sich in zunehmendem Maße durchgesetzt. Die Gründe dafür dürften nicht nur in der überzeugenden Wirkung der Methode (siehe auch die Erfolge der Neuraltherapeuten) liegen, sondern auch darin, daß die Injektionstechnik für jeden westlich ausgebildeten Arzt eine Selbstverständlichkeit darstellt und weil er auch die Wirkung der Pharmaka, die er schon bisher häufig verwendet hat, kennt.

Er kann relativ leicht davon überzeugt werden, daß eine wesentlich geringere als die bisher notwendige Wirkdosis genügt, wenn die Injektion eben an bestimmten vorzüglichen Punkten vorgenommen wird.

Wir haben für die Methode die Bezeichnung PHARMAAKUPUNK-TUR eingeführt, und sprechen dann von AKU-Injektionen, wenn ein der Krankheit adäquates Medikament, an für diese Erkrankung adäquate Akupunkturpunkte injiziert wird. Dabei stimmen wir den Angaben bezüglich der Verträglichkeit und evtl. Nebenwirkungen durchaus zu. Wir haben aber auch mit Mikro-Kristallsuspensionen gerade bei chronischen Leiden gute Erfolge ohne Komplikationen erzielen können. KRÖTLINGER konnte bei Gelenkserkrankungen mit Minidosen eines Kortikosteriodpräparates risikolos gute Erfolge erzielen, alle anderen Institutsmitglieder ebenso bei den verschiedensten Indikationen mit den dafür adäquaten Medikamenten, zumeist in verdünnter Form.

Wir verwenden ebenfalls möglichst wenige Punkte und richten uns was die Menge (zumeist 0,5 ml pro Punkt), die Nadellänge und deren Stärke sowie die Injektionstechnik betrifft, nach der Lokalisation der Punkte und nach der Konstitution des Patienten.

Bei der Auswahl der Punkte stellen wir allerdings die allgemeinen Akupunkturregeln mehr in den Vordergrund als die evtl. Ergebnisse der Palpation.

z. B. bei einer Trigeminusneuralgie im Bereich des 2. Astes, injizieren wir Vitamin B 12, 500 Gamma = 0,5 ml an Di 4 contralateral und an Di 20 oder M 3 (6) ipsilateral.

Bei Durchblutungsstörungen im Bereich der Unterschenkel: Depot-Padutin (Kallikrein) an MP 6 und G 34 oder M 36 evtl. auch an B 57.
Bei Zuständen nach zerebralen Insulten: Glanoid cerebrale an G 20.
Bei allgemeinen zerebralen Vaskulopathien: Kallikrein an G 20.
Bei Asthma bronchiale im Intervall: Paspat an KG 17, B 13.
Bei schweren hypotonen Regulationsstörungen: Percorten M Kristallsuspension an KG 6 usw.

Man verzeihe die ausführliche Beschreibung der Injektionstechnik und anderer Selbstverständlichkeiten im Originaltext, die eben für die „medical workers" bestimmt sind, und helfen sollen, mögliche Zwischenfälle zu vermeiden.

3. Therapie mittels starker Stimulierung von Punkten

Dieses Kapitel befaßt sich vorwiegend mit den Zuständen nach Poliomyelitis, die noch nach 2 Jahren bestehen und als kaum mehr kurierbar gelten sowie nach Meningitis — Enzephalitis.

Man geht davon aus, daß nicht alle Nervenzellen des Vorderhorns zerstört wurden, sondern einige restliche nur durch Drucksymptome in ihrer Funktion gestört sind. Diese gilt es nun zu aktivieren, indem man die starke Stimulation an Punkten der entsprechenden Gliedmaßennerven selbst vornimmt. Es wird zugegeben, daß es sich trotz mancher Erfolge, lediglich um Versuche handelt, und man die weitere Entwicklung abwarten muß.

Kommentar:

Was hier beschrieben wird, hat unserer Meinung nach mit Akupunktur nichts mehr zu tun und fiele bei uns forensisch unter den Begriff der schweren Körperverletzung. Denn es wird dabei z. B. verlangt, nach einer Inzision an G 34, eine Kornzange zwischen den M. peronaeus und den M. extensor digitorum longus zu schieben, dann nach anterior und medial, um schließlich den N. peronaeus profundus durch Vibrationen reizen zu können. Darauf ist die Richtung nach posterior und lateral zu ändern und nun der N. peronaeus superficialis mechanisch zu reizen. Nunmehr führt man die Kornzange nach hinten oben über das Fibulaköpfchen und reizt den N. peronaeus communis oder man dirigiert die Zange in Richtung der Fossa poplitea, um den N. tibialis zu reizen!!!

Man verzeihe, daß dieser Therapieteil daher derart kursorisch abgehandelt wurde und auch der nächste Teil ein ähnliches Schicksal erleidet.

4. Faden-Einzieh-Therapie

Kommentar:

Diese uralte Methode, bei der in früheren Zeiten Seidenfäden an entsprechenden Punkten durchgestochen und verknüpft wurden, um einen Dauerreiz zu erzielen, wird hier als eine Therapiemethode, die der großen proletarischen Kulturrevolution zu verdanken ist, hingestellt.

Der einzige Unterschied zur früheren Vorgangsweise ist der, daß heute Catgutfäden nach Lokalanästhesie und evtl. Kleininzision an den entsprechenden Punkten „verlegt und verknüpft" werden. z. B. gegen Magen- und Zwölffingerdarmgeschwüre wird Catgut von KG 12 nach KG 13 durchgezogen, dazu Catgut an B 20 und B 21.

Es wird auch empfohlen, eine Lumbalpunktionsnadel zu verwenden, diese ca. 1 cm tief einzustechen und durch sie ein Stück Catgut „einzubetten".

Der Kommentator hofft, seine Leserschaft durch die letzten Kapitel, die er etwas unobjektiv und stiefmütterlich behandelt hat, nicht vergrämt zu haben. Wer dennoch ausführliche Informationen im Original nachlesen möchte, findet diese in „An Outline of Chinese acupuncture" auf Seite 283—289.

5.

Das letzte Kapitel befaßt sich mit einer kurzen Einführung in die Akupunkturanalgesie und soll hier, weil die Analgesie in Vorgangs- und Wirkungsweise von der Therapie streng zu trennen ist, nicht besprochen werden.